中医治则与治法

泉州张氏中医内科学术流派思想集萃

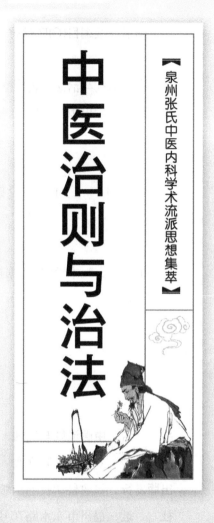

主 编　刘德桓　陈文鑫

副主编　叶靖　李毅俊

主 审　孙伟芬

张上立

海峡出版发行集团
THE STRAITS PUBLISHING & DISTRIBUTING GROUP

福建科学技术出版社
FUJIAN SCIENCE & TECHNOLOGY PUBLISHING HOUSE

图书在版编目(CIP)数据

中医治则与治法 / 刘德桓，陈文鑫主编. —福州：
福建科学技术出版社，2023.9

ISBN 978-7-5335-7075-0

Ⅰ.①中… Ⅱ.①刘… ②陈… Ⅲ.①中医内科学
Ⅳ.①R25

中国国家版本馆CIP数据核字（2023）第138287号

书　　名	中医治则与治法
主　　编	刘德桓　陈文鑫
出版发行	福建科学技术出版社
社　　址	福州市东水路76号（邮编350001）
网　　址	www.fjstp.com
经　　销	福建新华发行（集团）有限责任公司
印　　刷	泉州市精彩数字印刷有限公司
开　　本	787毫米×1092毫米　1/16
印　　张	11.75
字　　数	155千字
版　　次	2023年9月第1版
印　　次	2023年9月第2次印刷
书　　号	ISBN 978-7-5335-7075-0
定　　价	68.00元

泉州张氏中医内科学术流派思想集萃
编委会

本书编写组

序

　　辨证论治是中医治疗疾病的重要方法，中医对"证"和"症"二字的概念看法不同。证即证候，是由许多有内在联系的症状和体征综合起来的一组症群概念，它可以反映疾病的原因和性质，如表证、里证、虚证、实证、寒证、热证等；又可作为某种方药的适应症群，如柴胡（汤）证、桂枝（汤）证等。症即症状，是病人出现的自我异常感觉和现象，如头痛、发热、泄泻、食欲减退等；广义的症状则包括体征，为医生查诊时发现的现象，如脉迟、目黄、腹痛拒按、胁下痞块等，现又常指为某类疾病的综合征，如现代医学所称的急腹症、尿毒症、神经官能症等。古无"症"字，《康熙字典》没有此字，这是后人创造的字，现已广为应用。辨证论治即从复杂的症群中，抓住其主要或独特的症候群进行分析，探求其内在联系和发病机制，而辨出病因、病位、病性以及当时的病势趋向等综合意义，然后寻求相对应的适宜治法，这就是辨证论治的大抵概义。《黄帝内经》（以下简称《内经》）中有"治之大则"一词，联系其上下条文，知其概义是指治病之前，必须详细作全面查诊，才能制定出正确的治法。《伤寒论》亦提出"观其脉证，知犯何逆，随证治之"的观点，这就奠定了辨证论治的基本原则。张景岳编著的《类经》中，亦特立"论治"这一类目，把《内经》中有关论治的条文辑录在一起，进行较为系统的序列和解释。这些都是指导中医治疗疾病的重要内容。

　　本书除引用上述经典著作外，其他经典著作的有关资料，亦多选录，凡有引用，多依原文载入，并列出其书名或姓名，不敢将其见解演译作为自己的文字，而泯灭他人的心血和智慧，笔者个人批注以括号形式注在引文内；间因原文繁奥，则附以简释或稍加删节（但必注明），以节省篇幅，且可减少阅读者的精力和时间。现代的科研资料，亦适当引用，以助论证；同时结合笔者的临床经验和个人见解，进行系统的论述，旨在保持和发扬中医的本色与特色，不欲以现代化的美名，而抽掉中医学的真髓和灵魂。

医门八法是祖国医学传统的治疗法则，首见于清代程钟龄的《医学心悟》，程氏是在古代的七方十剂和张景岳的古方八阵等基础上加以化裁制定的。治疗法则是在方剂已发展到一定数量阶段而总结出来的有其共性和规律性的治则大法，它是指导临床治病和制方用药的方法，是中医基础理论的重要内容之一。程氏说："论病之情，则以寒热虚实表里阴阳八字统之；而论治病之方，则又以汗、和、下、消、吐、清、温、补八法尽之。盖一法之中，八法备焉；八法之中，百法备焉；病变虽多，而法归于一。"程氏在此八法各立论一篇，详论各法的应用等问题，提挈纲要，颇切实际，为后世医家所沿用。程氏自谓"此予数十年来心领神会，历试而不谬者，尽见于此八篇中矣"。但程氏此论，距今已二百余年，学术是在不断地发展，方剂治法也在不断地发展，今日的治则理论要求，实有补充和探讨的必要。中华人民共和国成立以来，对此八法，虽部分书刊亦有专篇论述，但繁简不一，各有偏重，而对中医传统的理论要义，尚未能周详阐述，故又作"治法研究"医门八法八篇以充实之。

当前有人把活血化瘀、祛痰利湿、收敛固涩等治法，与八法并列分论。笔者认为，八法既为传统的综括诸法的治则大法，则活血诸法自可概并入消补等大法之内讨论，不宜另自多分大法名目。如必详分各法，则各种治法名目甚多，何啻此活血、祛痰、利湿、收涩等数法而已？

总之，中医论治的内容颇为广泛，本书分为治则与治法两大类分别论述：凡属治病和防病的指导性总原则，归在治则部分论述；凡属治疗疾病的规范大法，归入治法部分论述；前者较近于抽象的指导原则，后者较近于具体的切实措施；两者都是治疗疾病的法则，原有紧密的联系，古人的论述，都是两者相互参杂，难以截然分清，本书只能就其大体内容归属，列入治则或治法的某一类内论述而已。

"实践是检验真理的唯一标准"，依照中医传统理论和治疗方法，确能收到许多现代医学不能解决的医疗效果，这说明中医学确有其科学的真理所在；但也有许多中医不能解决而现代医学却能解决的，这说明中西医学各有其短长，取人之长，补己之短，合为我用，以期成为一套更为完善的中国医疗学术，这是现代中医必须奋勉争取的重要目标。笔者自知内中定多未妥之处，以时间和心力所限，未及再求正于高明，就此搁笔罢了。尚望贤达惠予指谬匡正为幸！

本书中引用《伤寒论》条文序号依 1964 年成都中医学院主编的讲义条文列码。《金匮要略》各篇条文序号系依公元 1963 年湖北中医学院主编的讲义条文列码。书中引用的方名，除少数不常用的方必注明其药味外，其他都为现代教材《方剂学》和《内科学》所有，易于查阅，故书后不再附方名索引。

本书旨在为中医教学、临床与科研提供参考。然限于水平，错漏与错谬在所难免，尚祈诸同道教正。

张志豪

前　言

　　泉州张氏中医内科历史悠久，提出了"五脏并治，特重脾肾，和调阴阳，护阳为要，以平为期"的学术思想，2019年3月，被福建省卫生健康委员会列为福建省中医学术流派传承工作室建设项目。张志豪先生为流派第三代传人，是流派主要学术思想和理论的奠基人，对中医治则与治法有深入研究，影响甚广。

　　张志豪（1912—2004），又名主和、干侃，惠安县崇武人。幼承家学，长期潜心研读中医经典著作及各家学说，悬壶济世，学贯中西，医德高尚，医风淳朴，治学严谨，待人至诚，深受医界同仁和广大人民群众的钦敬。他擅长治疗内科、妇科各种疑难杂症，对中医经典著作尤其是《内经》《伤寒论》的研究有较深的造诣，其临证精神，均遵仲景法、用仲景方，并多有发挥，有"经方派"之美称。张志豪于74岁写成"续论医门八法"八篇（内容收录于孙伟芬等整理的《张志豪论医集》中），后又加写治则概论若干篇（内容见于黄祖建出资自行刊印的内部小本），拟与"续论医门八法"合成一书，命名为《中医治则治法概论》。此乃张老毕生致力于治则治法研究的成果，也是泉州张氏中医内科的学术特色之一。然而在整理张志豪的著作及文稿时，均未见其所自叙的名为《中医治则治法概论》整合之稿，目前图书市场上也未查阅到该文稿正式刊印出版，实为憾事！虑此，根据张志豪先生原意，重新梳理及编辑张老有关文稿，将治则概论若干篇与"续论医门八法"合成一书，辑为《中医治则与治法》，力求进一步挖掘和传承泉州张氏中医内科流派的学术精髓，付梓出版，以飨读者。

《中医治则与治法》谨遵辨证论治的特点，在前人论述的基础上，引经据典，并适当选择现代医学研究资料，结合张志豪先生的临床经验和体会认识，全面综合而成。原福建中医学院院长俞长荣教授在《张志豪论医集》序中评价张志豪先生关于八法的研究是"在前人基础上进行归纳分析，去粗取精，条缕分明，深入浅出，简而有要，读者易懂易用"。依照张老原意，本书凡属治病和防病的指导性总原则，归在治则类论述；凡属治疗疾病的规范大法，归入治法类论述。前者为较近于抽象的指导原则，后者是较近于具体的切实措施，两者都是治疗疾病的法则，其内涵要义基本一致，互有联系，不能截然分开，古人的论述，都是两者相互参杂，本书就其大体内容归属，列入治则或治法的某一类论述而已。

中医的基本特点是整体观念和辨证论治，辨证论治是指导临床诊治疾病的基本法则。医门八法是清代程钟龄依据八纲辨证以及历代医家对治法的归类总结出来的治疗法则，具有普遍的指导意义。这八种方法看似简单，但临床使用灵活多变，盖一法之中，八法备焉，八法之中，百法备焉。随着中医学术的不断发展，当今方剂治法也在不断发展，实有必要不断补充、探讨中医的治则与治法。

编　者

2023 年 8 月

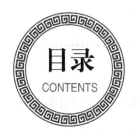

目录
CONTENTS

第一部分　治则概论

第二部分　治法研究

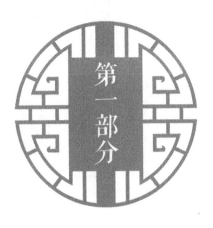

第一部分

治则概论

第一篇　治则与治法

治则即防治疾病的总则，包括防病治病、养生保健等方面的总则，是在整体观念下规定的具有普遍指导意义的总原则，如未病先防、既病防变，治病求本，扶正祛邪等。

治法是治疗疾病的大法，是根据病症出现后，辨证求因、断病论治，并针对病症的某一类型而制订的治疗大法，如汗、吐、下等八法。在此大法下，还有对某一个病症的指导处方用药的具体小法，如汗法中的辛温发表法、辛凉解表法、辛凉透疹法等。它上承辨证情况，下统施治方药，将两者紧密联系。治法是辨证施治中的一个重要环节，故本书对治法方面的论述较为详细。

治则与治法是中医治疗疾病法则中的一个新的理论分类概括，它的内涵要义，基本是一致的，两者互有联系，不能截然分开。不过从较严格的划分内容来说，治则较近于一般共性的抽象概括，比较稳定，为高一层的总则。治法较近于特殊个性的具体措施，比较灵活，为下一层的方法。两者的涵义各不相同，但前人未作区别，都是混合论述，散见在《内经》及各家医书上。《内经》没有"治则"一词，只在《素问》有提到"治之要极，无失色脉，用之不惑，治之大则"云云，这里所说的"治之大则"，是泛指治病前，必须详作全面检查，才不致误诊、误治之意，而不是现在所说的治则内涵；但如作为"治则"之延展同义词，则无不可。明代李念莪《内经知要》始立治则一篇，辑录《内经》有关治病法则的部分论述。清初程国彭（字钟龄），《医学心悟》把前代有关辨证论治的大法分为医门八法，每法各立论一篇。

这两书所言的治则治法，内容亦是参杂交错，未有分清叙述。现为明确两词的定义和内涵，特拟订如上，使知有所区别。可能未尽妥适，容日后内容词义发展较为详明时，再加修正。

本书治则内容只列未病先防、既病防变、治病求本、和调阴阳、以平为期、正治反治、扶正祛邪、标本缓急、三因制宜、同病异治、异病同治等几个大则；其他如寒者热之、热者寒之，实者泻之、虚者补之，以及寒因寒用、热因热用、塞因塞用、通因通用等治则，则附在正治、反治等大治则之内论述之。

本书治法内容依程氏八法为纲，分别论述。当前有人增入活血化瘀、收敛固涩、祛痰利湿等法，合传统的八法成为十法或十多法。笔者认为，如要详分细法，则汪昂（字讱庵）《医方集解》已分为二十二剂，现代方剂学亦分二十多剂，每一剂类诸方，都有其共性的治疗作用，亦即为一种治法，如要再细分，又可分为更多的治法，这样就太纷繁了。程氏的辨证八纲和治病的八法，已久为中医书中所习用。现有人新增的活血、固涩诸法，依下篇治法的各法含义及讨论内容，已包括在消法、补法等法之内，现实不宜再重新分出而歧生几个大法，故本书仍以此统八法进行分别论述。

第二篇　未病先防与既病防变

中医自古就很重视未病先防，即所谓治未病是也。《素问》说："圣人不治已病治未病，不治已乱治未乱。……夫病已成而后药之，乱已成而后治之，譬犹渴而穿井，斗而铸兵，不亦晚乎？"《难经》说："上工治未病，中工治已病。"从这些经文，即可看出古代特别强调未病先防的重要意义。因为未病先防，可以用力小而收功大；如至已病而后治之，则用力多而收功反少。然而世人多重视疾病时的治疗，却较轻视未病之前的预防。在这里特引《汉书》中一段轻视预防的故事："客有过主人者，见其灶直突，傍有积薪，客谓主人，更为曲突，远徙其薪，不者且有火患，主人默然不应。俄而家果失火，邻里共救之，幸而得息。于是杀牛置酒，谢其邻人，灼烂者在于上行，余各以功次坐，而不录言曲突者。人谓主人曰：'乡使听客之言，不费牛酒，终亡火患。今论功而请宾，曲突徙薪亡恩泽，焦头烂额为上客耶？'主人乃寤而请之。"从这段故事，可以汲取轻视预防而受恶果的教训。

古人所谓治未病，包括未病先防和既病防变两个方面。未病先防是在未发生疾病之前，即先做好预防工作，以防止其发病。在这方面古人特别重视身体的调摄保养，机体正气充足，就具有足够抗病的能力，则不易为病邪所侵害。另一方面，又要谨慎防避外来病邪的感染侵犯。《素问》说："其知道者，法于阴阳，和于术数，食饮有节，起居有常，不妄作劳，故能形与神俱，而尽终其天年。"又说："虚邪贼风，避之有时。"《素问》又说："是以圣人陈阴阳，筋脉和同，骨髓坚固，气血皆从，如是则内外调和，邪不能害。"上引这些经文，都是强调做好自身保养及防避邪气感染的方法。

其次是做好人工防疫措施，在这方面古代也有简朴的防避疫邪方法。《素问》说："故天地气逆，化成民病，以法刺之，预可平疴。……五疫之至，皆相染易，无问大小，病状相似……不相染者，正气存内，邪不可干。避其毒气，……五气护身之毕，以想头上如北斗之煌煌，然后可入于疫室。又一法于春分之日，日未出而吐之。又一法于雨水日后，三浴以药泄汗（以上两法均是利用阳春初至之时而作吐故纳新、涤垢泄邪的保健防疫方法）。又一法，小金丹……每日（初出）望东吸日华气一口，冰水下一九，和气咽之，服十丸无疫干（犯）也。"此为服药防疫方法。可知古代已有多种防疫之法，后来遂有预防天花的疫苗接种等方法。目前天花已绝迹。现民间尚有用紫草煎服以防麻疹，贯众煎服以防时行感冒，均有一定效果。在夏季开始时的端午节，民间仍有用苍术、雄黄熏室，门插蒲艾，身挂香袋等辟除疫邪等习俗，这都是前代简朴的防疫措施。现卫生部门实施的各种防疫手段，具有更显著的效果。

既病防变，是在已病之后，采取早期诊断、早期治愈，把疾病消灭在萌芽阶段，防止其向深向重发展。《素问》说："上工救其萌芽；下工救其已成，救其已败。"又说："邪风之至，疾如风雨，故善治者治皮毛，其次治肌肤，其次治经脉，其次治六腑，其次治五脏，治五脏者，半死半生也。"《史记·扁鹊传》载，扁鹊见蔡桓侯四次，初次说君有疾在腠理，不治将深；桓侯自称无病。后五日又说，君有疾在血脉；再五日又说，君有疾在肠胃间；复五日扁鹊见而退走，桓侯使人问其故，扁鹊说，疾之在腠理、血脉、胃肠等阶段，尚可以各法治之，今病已入骨髓，臣是以无请也。后五日桓侯病发遂死。以上两段记述，是既病之后未能早期诊治，致使病变日深，造成不良后果。

治未病的内涵，有另一种是在既病之后，根据该种病症的发展和传变规律，安其未受邪之地的防治措施。《难经》说："所谓治未病者，见肝之病，则知肝当传之与脾，故先实其脾气，无令受肝之邪，故曰治未病焉；中工者见肝之病，不晓相传，但一心治肝，故曰治已病也。"《金匮要略》首篇亦有"见肝之病，知肝传脾，当先实脾"的类同防治措施。仲景在治伤寒病有防治传经之法，如《伤寒论》第8条说："太阳病头痛，至七日以上自愈者，以行其经尽故也。若欲作再经（传变）者，针足阳明（经穴），使经不传则愈。"叶天士在《外感温热病篇》中说："或其人肾水素亏，虽未及下焦……但温热病耗伤胃阴，很易再耗伤肾阴，故此时治法务在先安未受邪之地（指下焦肾），恐其陷入易上耳。"上所引述，亦是既病防变中之治未病的一种治法。

第三篇　治病求本
——和调阴阳以平为期

治病求本，是治病的基本原则。这出自《素问》，原文是"阴阳者，天地之道也，万物之纲纪，变化之父母，生杀之本始，神明之府也；治病必求于本"。条文先提出阴阳为一切事物之大本，随后才言治病必求其本，可知此"本"，指阴阳之大本。中医学认为，阴阳存在于一切事物之中，而每一事物的发展变化，包括疾病的发展过程中，自始至终都存在着彼此对立统一的阴阳矛盾，即疾病的本质所在。因此，治疗疾病就必须抓住此本质矛盾，而予正确的和调治理。人身正常时是阴阳和谐，保持着动态的平衡；病时则阴阳不协调。《素问》说："凡阴阳之要，阳密乃固，两者不和，若春无秋，若冬无夏；因而和之，是为圣度。"《素问》又说："谨察阴阳所在而调之，以平为期。"综上，可知人病则阴阳失和，治疗时就必须谨察其失和所在而调和之，使之达到协调平衡的状态，此乃治病的至善方法和最高目的，故称之为"圣度"。

《内经》所言治病求本的"本"，各家解释，不尽一致，景岳的注义较为妥善。他在《类经》注说："本，致病之原也，病变虽多，其本则一，知病所从生而直取之，是为得一之道。"又注说："本者原也始也，万事万物之所以然也。本之一字，合之则唯一，分之则无穷。所谓唯一者，即阴阳也，未有不阴阳而能知事理者；亦未有不阴阳而能知疾病者；此天地万物之大本，必不可不知也。所谓分之无穷者，有变（不正常）必有象，有象必有本，凡事有必不可不顾者，即本之所在也。"又在《传忠录》说："万事皆有本，而治病之法，尤唯求本为首务。所谓本者，或因外感者本于表也，或因内伤者本于里也，或病热者本于火也，或病冷者本于寒也，邪有余者本于实也，正不足者本于虚也。起病之因，便是病本；万病之本，只此表里寒热虚实六者而已。知此六者，则表有表证，里有里证，寒热虚实，无不皆然。六者相为对峙，则冰炭不同，辨之亦异。六者之中，多有兼见，有源有流，无弗可察；唯于虚实二字，尤为紧要当辨也。盖虚者本乎元气，实者由乎邪气；元气若虚，则虽有邪气不可攻；而邪不能解，则又有不得不攻者，但当察其能胜攻与否，或宜以攻为补，或宜以补为攻，而得其补泻于微甚可否之间，斯尽善矣。"

景岳称此"本"是致病之原，即阴阳之大本；又谓起病之因，便是病本，并总括为表、里、寒、热、虚、实六大因，而表现为互相对峙之六证，实则辨证八纲中之六个主要内容。这种释义，把治病所求之本，包括为病原、病因、病机和证型，比其他家解释较为全面和有实际意义。因为治病不能单求其致病之原，必须兼求其受病之人，同一病原，其受病之人不同，可有不同的反应病状，因之亦要有相应的不同治法。事物的发展变化，必须内外相应，外因必通过内因而起作用。现有人把此治病求本的本，喻之为哲学上研究事物的"本质"和"根本矛盾"。

朱丹溪《丹溪心法》说："将以施其疗疾之法，当以穷其受病之源，盖疾疢之原，不离于阴阳之二邪也，穷此而疗之，厥疾弗瘳者鲜矣。良工知其然，谓夫风热火之病，所以属乎阳邪之所客，病既本于阳，苟不求其本而治之，则阳邪滋蔓而难制。湿燥寒之病，所以属乎阴邪之所客，病既本于阴，苟不求其本而治之，则阴邪滋蔓而难图。诚能穷原疗疾，各得其法，万举万全之功，可坐而致也。"徐洄溪《医学源流论》说："凡人之所苦谓之病，所以致此病者谓之因，如同一身热也，有风有寒、有痰有食、有阴虚火升、有郁怒忧思、劳怯虫疰，此谓之因；知其因，则不得专以寒凉治热病矣；盖热同而所以致热者不同，则药亦迥异。凡病之因不同而治各别者尽然，则一病而治法多端矣。而病又有非止一症必有兼症焉，如身热而腹痛，则腹痛又为一症，而腹痛之因又复不同，有与身热相合者，有与身热各别者，如感寒而身热，其腹亦因寒而痛，此相合者也；如身热为寒，其腹痛又为伤食，则各别者也；又必审其食为何食，则以何药消之，其立方之法，必切中二者之病源而后定方，则一药而两病俱安矣。若不问其本病之何因，及兼病之何因，而徒曰某病以某方治之，其偶中者，则投之或愈；再以治他人，则不但不愈，而后增病，必自疑曰，何以治彼效，而治此不效，并前此之何以愈亦不知之，则幸中者甚少，而误治者甚多，终身治病，而终身不悟，必症愈多而愈惑矣。"

上引丹溪之言，本《内经》之旨而申详之。洄溪之言，则举具体病症和治法以明之。二家之言，并上景岳之注，对治病求本的道理，已说得很详尽了。

阴阳是辨证施治的总纲，阳盛则热，阴盛则寒，而治热以寒、治寒以热，自是治病的大法。但此多指阴阳一方偏盛的实热证或实寒证的治法而言。如阴阳一方偏虚而引致他方偏亢的虚热证或虚寒证，则不能用上述单纯的以热治寒或以寒治热的治法，而须照顾到阴阳双方的相互关系，谨察阴阳失调的病因所在而调之，以平为期。《素问》对此类证治有一段指示："诸寒之而热者，取之阴；诸热之而寒者，取之阳；所谓求其属也。""求其属"三字，各家注义不甚明确，笔者认为此指求其根本病因，即在阴阳相互关系中究竟为何方所致，是阳损及阴，还是阴损及阳。求得其失调病因所在而调之，才能取得根本的治效。热之而寒与寒之而热，乃治病未能求得其根本病因，只惑于外表的假象，误作为病之本质，故治疗效应，得到不良后果。盖阴虚之热，非火之有余，乃真阴之不足，而治疗必用"壮水之主，以制阳光（元）"之法，则阴气复而热自退。阳虚之寒，非水之有余，乃真阳之不足，而治必用"益火之源，以消阴翳"之法，则阳气复而寒自退。此乃王冰对《内经》此段经文之注义，亦即治病求本求属之真义也。张景岳在《新方八阵》中说："有阳失阴而离者，不补阴何以收散亡之气？有水失火而败者，不补火何以救垂寂之阴？一故善补阳者，必于阴中求阳，则阳得阴助而生化无穷；善补阴者，必于阳中求阴，则阴得阳升而泉源不竭。"景岳此说，亦本王冰上述注义而发挥者也。

第四篇　正治与反治（附反佐）

正治与反治，是《内经》提出的两种治法，就其治疗本质来说，是治病求本的不同运用。《素问》说："微者逆之，甚者从之。"又曰："逆者正治，从者反治。"王冰注（摘其三段注义）说："所谓逆之，谓以寒攻热，以热攻寒；从之，谓攻以寒热须从其性用（即以热攻热、以寒攻寒之意）。夫热与寒背，寒与热违；微小之热，为寒所折；微小之冷，为热所消。甚大之寒热，则必能与违性者争雄，与异性者相格，逆其性而攻之，则病气与药气必相抗衡而自为寒热固守矣。是以圣人反佐以同气用之药，使其始同终异，而后消灭其病气矣。"又说："夫病之微小者犹如火也，遇草而炳、得木而燔，可以湿伏，可以水灭，可逆其性气以折之；病之大甚者犹龙火也，得湿而焰，遇水而燔，不知其性而以水折之，适足以火焰诣天，物穷方止矣。识其性者，用反常之理以火逐之，则燔灼自消，焰火自灭矣。"

张景岳注更详明而具体地说："以寒（药）治热（病），以热治寒，逆其病者，谓之正治；以寒治寒，以热治热，从其病者，谓之反治。……治有逆从者，以病有微甚；病有微甚者，以证有真假也；寒热有真假，虚实亦有真假，真者正治，知之无难，假者反治乃为难耳。……真寒则脉沉而细，或弱而迟，为厥逆，为呕吐，为腹痛，为飧泄下利，为小便清频，即有发热必欲得衣，此浮热在外而沉寒在内也。真热者脉数有力，滑大而实，为烦躁喘满，为声音壮厉，或大便秘结，或小水赤涩，或发热掀衣，或胀疼热渴，此皆真病（热）。真寒者宜温其寒，真热者直解其热，是当正治者也。至若假寒者，阳证似阴，火极似水也，外虽寒而内则热，脉数而有力，或沉而鼓击，或身寒恶衣，或便难秘结，或烦渴引饮，或肠垢臭秽，此则恶寒非寒，明是热证，所谓热极反兼寒化，亦曰阳盛隔阴也。假热者，阴证似阳，水极似火也，外虽热而内则寒，脉微而弱，或数而虚，或浮大无根，或弦芤断续，身虽热而神则静，语虽谵妄而声则微；或虚狂起倒而禁之则止，或蚊迹假斑而浅红细碎，或喜冷水而所用不多，或舌胎面赤而衣被不撤，或小水多利，或大便不结，此则恶热非热，明是寒证，所谓寒极反兼热化，亦曰阴盛隔阳也，此皆假病。假寒者清其内热，内清则浮阴退矣；假热者温其真阳，中温则虚火归原矣。是当从治（即反治）者也。又如虚实之治，实则泻之，虚则补之……然至虚有盛候，则有假实矣；大实有羸状，则有假虚矣。虚者正气虚也，为色惨形疲，为神衰气怯，或自汗不收，或二便失禁，或梦遗精滑，或呕吐隔塞，或病久攻多，或气短似喘，或劳伤过度，或暴困失志，虽外证似实而脉弱无神者，皆虚证之当补也。实者邪气实也，或外闭于经络，或内结于脏腑，或气壅而不行，或血留而凝滞，必脉病俱盛者，乃实证之当攻也。然而虚实之间，最多疑似，有不可不辨其真耳。"

正治包括热者寒之、寒者热之、实者泻之、虚者补之，即所谓逆者正治的常法，是用与病气相逆反的方药以纠治其病症的治法，为一般常用的治疗法则，适用于病象与本质相一致的病症。反治包括热因热用、寒因寒用、塞因塞用、通因通用等治法，是用药性与其病外现假象相顺从的治法，只适用于部分外现假象与本质不相一致的病症，是顺从假象的一种治法，但究其治疗实质，仍是属于纠治疾病本质的治本总则。

热因热用：即以热治热，是用热性方药以治疗外证似热的真寒假热证。《伤寒论》第 317 条"少阴病下利清谷，里寒外热，手足厥逆，脉微欲绝，身反不恶寒，其人面色赤……或利止脉不出者，通脉四逆汤主之"，就是热因热用的反治范例。

寒因寒用：即以寒治寒，是用寒性方药以治疗外证似寒的真热假寒证。《伤寒论》第 181 条"伤寒脉浮滑，此表有热（实是寒字）里有寒（实是热字），白虎汤主之"。此条据徐大椿注谓文中寒热二字必倒误，观第 349 条

"脉滑而厥者，里有热也，白虎汤主之"凿凿可证。这181条的证治，即寒因寒用的反治范例。

塞因塞用：正常治法是以通治塞，但有部分因虚而致腹胀满的真虚假实证，则须用塞因塞用的治法。《金匮要略》："病者腹满时减复如故，此为寒，当与温药。"现常用附子理中汤治脾肾虚寒所致膨胀，即塞因塞用的反治范例。

通因通用：正常治法是以塞治通，但有部分是因实滞而致下利的真实假虚证，则须用通因通用的治法。《伤寒论》第321条："少阴病自利清水，色纯青，心下必痛，口干燥者，急下之，宜大承气汤。"第373条："下利谵语者，有燥屎也，宜小承气汤。"此二条就是通因通用的反治范例。

此外，还有一种"反佐"治法，亦属于反治范畴。《素问》说："奇之不去则偶之，是为重方，偶之不去则反佐以取之，所谓寒热温凉反从其病也。"景岳注谓："此示人以圆融通变也。如始也用奇，奇之而病不去，此其必有未合，乃当变而为偶，奇偶迭用，是日重方，即后世所谓复方也。若偶之而又不去，则当求其微甚真假而反佐以取。反佐者，谓药同于病而顺其性也，如以热治寒而寒拒热，则反传以寒而入之，以寒治热而热格寒，则反德以热而入之。又如寒药热用，借热以行寒，热药寒用，借寒以行热，是皆反佐变通之妙用，盖欲因其势而利导之耳。"关于反佐治例，《伤寒论》第315条："下利脉微者与白通汤。利不止厥逆无脉，干呕烦者，白通加猪胆汁汤主之。"此乃真寒之厥逆与假热之干呕心烦并见，为寒未盛而格阳，除用白通汤以破阴通阳外，必须加用苦寒的猪胆、入尿以作入阴诱导，方不致药入受格拒而吐出；初用白通汤正治也，后用加用胆汁反佐也。《金匮要略》中的生姜半夏汤须令小冷服，亦是热因寒用的反佐之法。《素问》谓"治热以寒，温而行之；治温以清，冷而行之；治清以温，热而行之"，后世的寒药热服，热药冷服，皆是本《内经》反佐之用法。

第五篇　扶正祛邪

扶正祛邪，是治病的重要原则。正气与邪气是疾病中基本矛盾的两个对立方面，整个疾病过程则是邪气与正气在人身中相互斗争的反映。邪气胜则病进，最终可导致死亡；正气胜则病退，最终可使病愈，或达到接近正常的基本痊愈。扶正与祛邪，虽是两个不同的治病方法，但其目的一致，同是要治愈疾病的。扶正治法主要用在虚证，祛邪治法主要用在实证。《素问》说："邪气盛则实，精气本则虚。"又说："实则泻之，虚则补之。"后代中医书治病八法中的补法，即以扶助正气为主的治法；其他的汗、吐、下、和、温、清、消等七法，都属于祛邪为主或纠正偏盛方面的治法。补法在治病方法上虽重要，但较单纯；祛邪诸法在治法上，较为复杂而重要。

扶正祛邪在治病上不能截然分开，两者是有密切的相互关系，它们可以相辅相成，相互资助。正气可以增强机体的祛邪能力；邪气去则病去身安，有利于正气的康复。

补法与泻法（包括祛邪等七法），即扶正祛邪的具体运用，两法可以各自进行，亦可以联合应用，视病情的需要而灵活运用。在疾病的复杂治程中，病情虚实变化不定，因之补泻治法亦随之变化不定；特别在危急真假疑似的病情中，诊治最宜审慎，一有不当，生死立判。关于虚实补泻的治法问题，《景岳全书》言之颇详："虚者宜补，实者宜泻，此易知也。而不知实中复有虚，虚中复有实；故每以至虚之病，反见盛势，大实之病，反有羸状，不可不辨也。如病起七情，或饥饱劳倦，或酒色所伤，或先天不足，反其既病，则每多身热便闭、戴阳胀满、虚狂假斑等证，似为有余之病，而其因实由不足，医不察因，从而泻之，必枉死矣。又如外感之邪未除，而留伏于经络；食饮之滞不消，而积聚于脏腑；或郁结逆气有不可散，或顽痰瘀血有所留藏，病久致羸，似乎不足，不知病本（指病邪）未除，还当治本（治病邪）；若误用补，必益其病矣。"又曰："虚实者有余不足也，有表里之虚实，有脏腑之虚实，有阴阳之虚实。凡外入之病多有余，内出（应是伤字）之病多不足；实言邪气，实则当泻；虚言正气，虚则当补。凡欲察虚实者，必欲知根本之如何，攻补之宜否耳。夫疾病之实固为可虑，而元气之虚应尤甚焉。故凡诊病者，必当先察元气为主，而后求疾病；若实而误补，随可解救；虚而误攻，不可生矣。"

上述景岳这段话似为虚实补泻截然分开的治法而言，事实上在疾病的诊治中，补泻方药时常合用，或补多泻少，或泻多补少，视病情之虚实多少如何而定。在治疗处方中，又宜使之补正而不碍邪，祛邪而不伤正。有些情况是补泻应分开先后行之，或宜先补而后泻，或宜先泻而后补。一般地说，在正虚邪实而以正虚为主的病人，宜先补正而后祛邪（包括泻）；如误先祛邪，则已虚之正更虚，正已难支，哪有能力可以攻邪，必致邪未去而正已先亡矣。如邪盛正虚而正尚能耐受攻邪时，亦可先攻邪而后补正，邪去则正易于恢复；如误先补正，必致助邪益炽，复伤其正，滋蔓难图矣。大抵久病多虚，补正为主；初病多实，祛邪为先。亦有久病成积，病邪固结，必须攻逐消散，先祛病邪；亦有新病突见虚脱，必须急予固脱，扶正当先。对此虚实主次、补泻先后的复杂治法，张景岳有一段话，可供取法："微虚微实者，应治其实；甚虚甚实者，应救其虚。二虚一实者，治虚为主，兼去其邪，开其一面；二实一虚者，祛邪为主，兼顾其虚，以防不测。"

邪正虚实补泻问题，这里只言其概略，要知正有阴阳气血，邪有表里寒热，病证复杂多端，具体补泻治法，将在后文八法中进行讨论，这里只提示其总则而已。

第六篇　标本缓急

中医在治疗疾病方法上，有标本缓急这一辨证原则。标本二字，就像本末的两个对立方面。它的含义，依古代医书所指是多方面的：从患者与医者的关系来分，正气为本，邪气为标；从病症来分，病因为本，症状为标；从病的新旧先后来分，旧病为本，新病为标，先病为本，后病为标；从病位来分，内脏为本，体表为标等。标本所指，随应用时的具体事物而不同。在治疗疾病的复杂多变过程中，是有一定的主次标本、先后缓急的原则。一般情况是治病必求于本，但在某些情况，标证甚急，如不先予解决处理，可危及生活或影响到治疗的进行，这时就应采取"急则治其标、缓则治其本"的法则。例如大出血病人，不论病因寒热虚实，均应先予止血的治标措施，以后再予治本。又如原有伤性旧疾，再加新感表证，一般亦宜先治新感的标病，以后再治旧疾的本病。再如膨胀病人，当腹水大增，二便均秘涩不利、腹部胀满喘急，病人甚觉难受时，亦宜先予通利二便的利水治标之法，以后再予健脾疏肝、行气散满的治本之法。至于一般病症，则多以治本为主，例如新感咳嗽，不宜即予止咳治标，宜予散邪宣肺治本为主，邪去正安，则咳自止。又如痰湿久咳，单以祛痰止咳的治标之法，难以治愈，必予健脾化湿的治本之方药，才能根治。又如肺痨久咳，多为肺肾阴虚，不能单予止咳治标之药，而宜以滋养肺肾的治本方药，久服才能生效。

另有部分病例为标病与本病均重、均急者，也可采用标本同治之法。如刘完素的防风通圣散，《金匮要略》的厚朴七物汤，两方均为汗下双解之剂，常用于表证里证均实、均急的病症。又如《伤寒六书》的黄龙汤，《温病条辨》的增液承气汤，两方均为补泻合用之剂，常用于里甚实而正又甚虚的病证。这类都是标本同治的范例。

在治疗疾病的整个过程中，标本缓急，时可变化，有时急可转化为缓，缓亦可转化为急，标本缓急治法，既有原则性，又有灵活性，必须正确运用。《素问》说："知标本者，万举万当，不知标本，是为妄行。"下面引《内经》一段标本治法原文及后人注释的阐述意见，以增加对标本缓急问题的认识。

《素问》说："夫阴阳逆从标本之为道也，……治反为逆，治得（顺）为从；先病而后逆者治其本，先逆而后病者治其本，先寒而后生病者治其本，先病而后生寒者治其本，先热而后生病者治其本；先热而后生中满者治其标，先病而后泄者治其本，先泄而后生他病者治其本，必且调之，乃治他病。先病而后生中满者治其标，先中满而后烦心者治其本。人有客气有同气。小大（便）不利治其标，小大利治其本。病发而有余，本而标之，先治其本，后治其标；病发而不足，标而本之，先治其标，后治其本。谨察间甚，以意调之，间者并行，甚者独行。先小大不利而后生病者治其本。"

这段文有数处难解，各家注释的见解不一，如先病而后逆者治其本，此"逆"字，马元台注为病势之逆，吴邕则谓呕逆，张琦认为是厥逆，景岳认为是血气之逆等，均不甚妥切。笔者认为此句接在上句"治反为逆，治得为从"之后，应是指逆反治法之后的逆证，这时可出现各种不同的症象，但不能拘泥地先确指为呕逆、厥逆或气血之逆等的某一症状。《伤寒论》第44条："太阳病外证未解，不可下也，下之为逆；欲解外者，宜桂枝汤。"第92条："本发汗而复下之，此为逆也，若先发汗，治不为逆。本先下之，而反汗之，为逆，若先下之，治不为逆。"第16条："太阳病三日，已发汗，若吐若下若温针仍不解者，此为坏病，桂枝不中与之也。观其脉证，知犯何逆，随证治之。"第115条："伤寒脉浮，医以火迫劫之，亡阳必惊狂、卧起不安者，桂枝去芍药加蜀漆牡蛎龙骨救逆汤主之。"上引四条皆为逆反治法之后的逆证及其救逆之治法，前两条为一般误治逆证的共性治法，与经文

"先病而后逆者治其本"等的精神基本一致；后两条则为误治逆证的特殊治法，与经文后段的本而标之或标而本之的不同治法亦相似。这后段经文各注亦见解不一，笔者谓这段条文上有"人有客气有同气"一句，实是承上启下之用词，据新校正全元起本"同"作"固"较妥。客气指非固有的新来病气，固气指固有的先前病气。一般归属，新病为标，旧病为本，参考王冰注：病发而有余，本而标之，是指旧病加新病，病又有余而较重、较急，治应先治此重急之本病；如病发而不足，标而本之，是指新病兼旧病，但病发为不足而较轻、较缓，治可先治新来之标病。这与《金匮要略》首篇后段"夫病痼疾，加以卒病（猝然新病），当先治其卒病，后乃治其痼疾也"的精神，也是一致的。"间者并行，甚者独行"，景岳注谓"病浅者，可以兼治，病重甚者，治须精专，难容杂乱"。意谓病轻缓者，可以标本同治，病重急者，则须专救其急，切勿多方兼顾。

对此治标治本之缓急主次问题，《景岳全书》有说：病有标本者，本为病之源，标为病之变，病本唯一，隐而难明；病变甚多，显而易见。今医辄云：急则治其标，缓则治其本，此说本属不经，而亦有可取。所谓不经者，谓其治标治本，（平分）对待。若然，则《内经》曰治病必求其本，亦何谓耶？《内经》标本论曰，先病而后逆者治其本等（原文见上，不再重复），由此观之，则诸病皆为治本，唯中满与大小（便）不利两证当治标耳。盖此二证为上下焦不通，不得不治标以开通道路为升降之所由，虽曰治标，实亦治本也。除此之外，若以治标治本对待相半，则为不经矣。然亦谓可取者，则在缓急二字当辨。然中满及小大（便）不利亦各有缓急，万不可以一概从标急论治也。

第七篇　三因制宜

三因制宜，即因时、因地、因人的制宜治则，是在一般治疗原则之外，另行制订的适宜于某种不同情况的特殊治则，使医者不致教条地拘于一般治则，而能知常达变、灵活地应用三因制宜的治法。

外界各种不同因素，如时间、地区和人的体质或生活情况等，对于疾病均能起到一定的影响，对于生理、病理及药物效应，均能产生不同的影响。因此，在治疗疾病时，必须将这些有关因素结合进去，做全面的具体分析，订出适宜的治则和具体措施。《素问》说："人以天地之气生，四时之法成。"又说："故治不法天之纪，不用地之理，则灾害至矣。"说明在治疗疾病时，必须考虑到天时、地利、人事等相关情况，才能做出正确有效的治疗。

因时制宜：根据时令气候的寒热特点而异其治法用药，这叫因时制宜。缪希雍《本草经疏》说："春温夏热，元气外泄，阴精不足，药宜养阴；秋凉冬寒，阳气潜藏，勿轻开通，药宜养阳。此药之因时制用，补不足以和其气者也。然而一气之中，初中末异，一日之中，寒燠或殊。假令大热之候，人多感暑；忽发冰雹，亦复感寒；由先而感，则为暑病；由后而感，则为寒病；病暑者投以暑药，病寒者投以寒药，此药之因时制宜，以合乎权（权变、权宜），乃变中之常也。"一般来说，同一感冒，冬天气候寒冷时，腠理致密，宜用辛温发汗方药，以发散表邪；夏天气候温热时，腠理疏松，用药则不宜辛温，以防汗泄过度而伤津气；暑天多雨时，则宜以祛暑化湿为治。已故名医岳美中说："感冒发热，治疗当分四时：春宜用平，可选桑叶、菊花、银花、连翘之类；夏宜用凉，可选薄荷、石膏、青蒿、藿香之类；秋宜用温，可选苏叶、荆芥、防风、羌活之类；冬宜用热，可选麻黄、桂枝、细辛、生姜之类。选药精当，疗效方能提高。"又蒲辅周在《急性传染病的辨证论治》中说："流行性乙型脑炎，1956 年北京因气候偏湿（其时多雨），开始先依石家庄经验，主用白虎汤法治疗，不能全治，后加入芳香化湿之法，很快使病人转危为安，提高治疗效果。"这说明同是治疗流行性乙型脑炎，同在暑季，只是北京天气较多雨湿，治法即需改变，才能得到良好效果。由此可知因时制宜的重要性。

因地制宜：根据地区地理环境的不同而异其治法用药，这叫因地制宜。《素问》说："一病而治各不同，皆愈何也？岐伯对曰，地势使然也。"又《五常政大论》说："是以地有高下，气有温凉，高者气寒，下者气热。"又说："西北之气，散而寒之，东南之气，收而温之，所谓同病异治也。"张景岳注云："西北气寒，寒因于外则热郁于内，故宜散其外寒，清其内热；东南气热，气泄于外，则寒生于中，故宜收其外泄，温其中寒。此其为病则同，而治则有以异也。"徐大椿在《医学源流论》中说："人禀天地之气以生，故其气体随地不同。西北之人气深而厚，凡受风寒难于透出，宜用疏通重剂；东南之人气浮而薄，凡遇风寒易于疏泄，宜用疏通轻剂。又西北地寒，当用温热之药，然或有邪蕴于中而内反热，则用辛寒为宜；东南地温，当用清凉之品，然或有气随邪散，则易于亡阳，又当用辛温为宜至交广之地，则汗出无度，亡阳尤易，附、桂为常用之品。若中州之卑湿，山陕之高燥，皆当随地制宜。故入其境当问水土风俗而细调之，不但各府各别，即一县之中，风气亦有迥殊者，并有所产之物，所出之泉，皆能致病，土人皆有特效之方，皆宜详审访察；若恃己之能，执己之见，治竟无功，反为土人所笑矣。"由于地区、气候和人的生活习性等方面均有所差异，故其治病方药亦多不同。本地区临海，感冒多用桑菊、银翘等辛凉轻剂，即有感冒风寒，亦只用香苏等平剂，麻、桂等很少应用。但内地病人感冒则很少用桑菊等轻剂，多用麻、桂等重剂才能见效。

因人制宜：根据病人的体质及其个性喜恶等情形的不同而异其治法和用

药，这叫因人制宜。一般地说，体质强者能耐峻药，弱者则须减其用量。《素问》："能（耐）毒者以厚药，不胜毒者以薄药。"仲景在四逆汤后附言："强可用大附子一枚、干姜三两（原方是附子一枚，干姜一两半）。"在《金匮要略》大乌头煎后附言："强人服七合，弱人服五合。"即根据病人体质强弱而异其峻药的用量和服量。对病人的个性喜恶，亦应如所顺逆，才能取得合作和治效。《灵枢》说："治小与治大，治国与治家（联系下文是兼及治病），未有逆而能治之也，夫唯顺而已矣。……入国问俗，入家问讳，上堂问礼，临病人问所便。"张景岳注云："便者，相宜也；有居处、动静、阴阳、寒热、性情等之宜否，临病人而先其宜，施治必相左右。故必问病人之所便，是皆取顺之道也。"徐灵胎《医学源流论》说："病人之所便，即病人真实之所在，如身大热而反欲热饮，则假热而真寒也；身寒战而反欲寒饮，是假寒而真热也。"又说："病者之爱恶苦乐，即病情虚实寒热之微，医者望色切脉而知之，不如其自言之尤为真也。……今乃病者所自知之病，明已为医者言之，则医者正可因其言而知其病之所在以治之，乃反执己之偏见，强制病人施治，未有不误人者。"《金匮要略》首篇末段说："五脏病各有所得（顺合病人之喜爱习性）者愈；五脏病各有所恶，各随其所不喜者为病。"这也是因人制宜之灵活治则。李中梓《医宗必读》说："大抵富贵之人多劳心，贫贱之人多劳力，富贵者膏粱自奉，贫贱者藜藿苟充，劳心则中虚而筋柔骨脆，劳力则中实而骨劲筋强，富贵之疾宜于补正，贫贱之疾利于攻邪。虽然，贫贱之家亦有宜补，但攻多而补少；富贵之家亦有宜攻，但攻少而补多；又当以方宜为辨，禀受为别，老壮为衡，虚实为度，不得胶于居养一途，而概固执治病也。"（原文繁只摘其要）。此外，有部分体气虽弱而阳气偏无，亦有部分体气虽强，却有阴寒内伏，这在因人制宜的诊治中，尤宜审慎。至于人的性别及老幼不同，治药用量，自亦有别。

第八篇　同病异治与异病同治

同病异治一词，出自《内经》。《素问》说："有病颈痈者，或石治之，或针灸治之，而皆已，……夫痈气之息者，宜以针开除去之。夫气盛血聚者，宜石而泻之，此所谓同病异治也。"《素问》又说："西北之气，散而寒之；东南之气，收而温之。所谓同病异治也。"前者是说，同一种疾病，因证型不同，须用不同的治法；后者是说，因居地气候不同，亦须用不同的治法。古代对此类病症的不同治法，均称为同病异治。现在所称的同病异治与异病同治，与古代所称，亦相似。如同一种感冒，因病人体质和素禀偏向不同，而有不同的证型，亦须用不同的治法。例如素禀偏热呈现风热外感证，宜用辛凉解表的治法；如素禀偏寒呈现风寒外感证，宜用辛温发表治法；如因气候多湿，呈现挟湿外感证，则宜用疏风散湿治法。同一种疾病，病程初、中、末期的病理情况不同，亦须异其治法。如麻疹初期，疹微透露，治宜辛凉透表为主；中期因肺热壅盛，治宜清热解毒为主；后期疹已收没，肺胃阴伤，则宜用甘凉养阴，以善其后。凡此皆同病异治之类。

不同的病症，如其发病机制和病性基本相同，亦可以用一种治法治之。例如《伤寒论》中的厥阴病头痛、少阴病吐利和阳明病的食谷欲呕等三种病症，均用吴茱萸汤主之，以其病理都属胃寒气逆，故同用温中降逆之吴茱萸汤治之。又如内伤气虚之外感病，或气虚下陷之久痢、脱肛，或妇人子宫下垂，以及气虚失摄之崩漏下血等，均可用补中益气汤治之，以其病机、病性基本相同，故能以同一方药治疗取效。凡此皆属异病同治之类。

所谓同病异病与同治异治问题，关键在于"病"字，即这个病的性质如何而定。本来一个病的定义，应当包括有其病因（本质）和病症（现象）的主要内容，有一定的确诊界限，不容混淆。目前中医的病名，多数是以突出的外在病症为名，如水肿、腰痛、癃闭等，也有以内在病因为名的，如疟疾、感冒、中暑等。现代医学的病名，则多以病的本质为名，如肾炎、肝硬化、乙型脑炎等，但也有以突出的现象为名的，如百日咳、出血热、小儿麻痹症等。

疾病的发生，一般均有其内在病因和外在症状，内因和外症有一定的因果关系。《丹溪心法》中说："欲知其内者，当以观乎外；诊于外者，斯以知其内；盖有诸内者，必形诸外；若不以相参而断其病邪之逆顺，不可得也。"中医的辨证论治方法，主要就是通过辨别外在的证候现象，以此探求其内在的病因本质，从而订出相应的正确治法。这套传统的辨证论治方法，在今日欲以之作为诊治各种疾病的规范，实有不足之处。如肾炎水肿，其外症水肿已全消退，在过去已可称为临床治愈。但现在如行尿检可见尚有大量蛋白存在，或其他化验尚未正常，则知疾病尚未痊愈。所以当前中医多主张必须辨证与辨病相结合，才能全面认识并彻底治疗整个病症。

辨证论治多从阶段性的外在证象作为辨证依据，是从横向方面考虑临床见症的治效；辨病论治则以整个病程的本质作为诊治依据，是从纵向方面考虑全面病症的根本治效。两者各有其特点和适应性，也有相互促进治效的作用，能将二者有机地结合起来，实乃当前中医治病法则的进步。

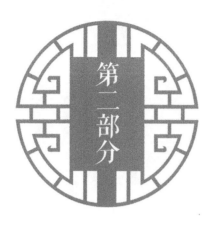

第一部分

治法研究

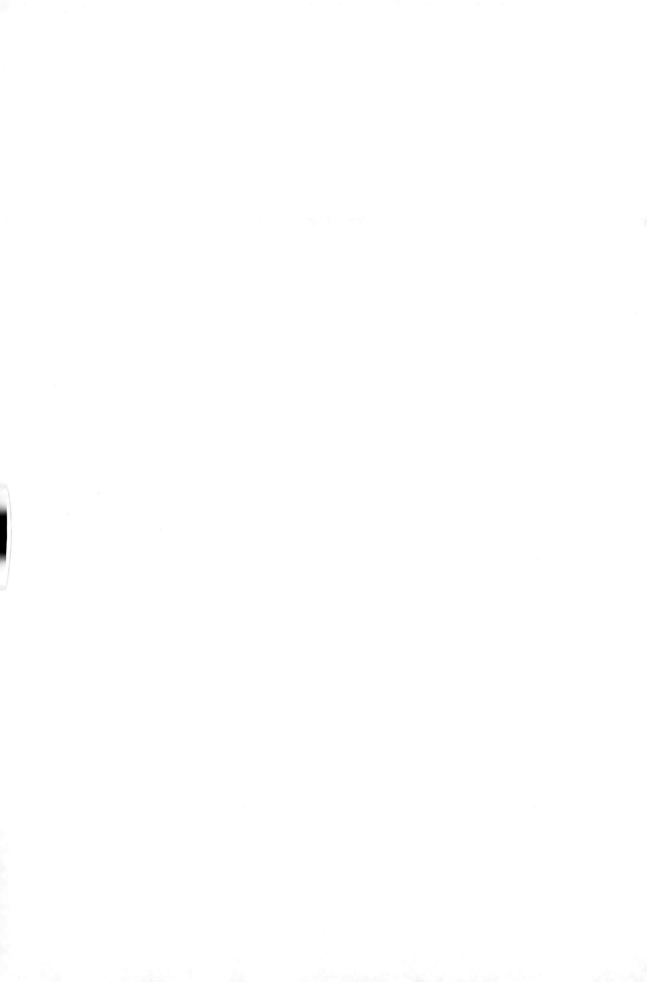

第九篇 汗 法

一、含义及其发展概况

汗法亦称解表法，其治疗对象为表证。表证主要是指感受外邪初期，机体在邪正斗争中所反映出来的一系列表现，如恶寒发热、头身疼痛、鼻塞流涕、咳嗽、气喘、苔薄脉浮等。汗法就是内服具有发汗和解表作用的方药，或外用针灸、熏浴等方法，以达到发散外邪、解除表证作用的一种治疗方法。《内经》所谓的"开鬼门"，"因其轻而扬之"，"其有邪者，渍形以为汗，其在皮者，汗而发之"，"三阳经络皆受其病，而未入于脏者，故可汗而已"，等等，均是指此汗法。张子和《儒门事亲》说："诸风寒之邪，结搏皮肤之间，藏于经络之内，留而不去，或发疼痛走注，麻痹不仁，及四肢肿痒拘挛，可汗而出之……灸、蒸、熏、洗、烙、针刺、砭射、导引、按摩，凡解表者，皆汗法也。"古代的熏浴、烧针等汗法，现已少用。本篇所要讨论的，主要指内服药的汗法。

六淫外感疾病，大都是从表入里、由浅至深从轻至重。医者如能掌握这种疾病的发展规律，抓住时机，即在外邪初袭的浅表阶段，及时进行适宜的治疗，一般都可以收到较快、较好的疗效。如果治不及时，或治不得法，往往令病情继续发展，这时治疗就较困难了。《内经》说："邪风之至，疾如风雨，故善治者治皮毛，其次治肌肤，其次治经脉，其次治六腑，其次治五脏，治五脏者，半死半生也。"汗法就是适用于这种外感初期，病候尚在皮表阶段的早期治法，它列居"八法"之首，具有重要的意义。

《内经》只提出汗法的治疗原则，仲景在此基础上，创制了发汗解表的具体方剂和治则，《伤寒论》太阳病篇中特别着重讨论这种汗法原则，第42条："太阳病，外证未解，脉浮弱者，当以汗解，宜桂枝汤。"第51条："脉浮者，病在表，可发汗，宜麻黄汤。"第16条："桂枝本为解肌，若其人脉浮紧、发热、汗不出者，不可与之也，常须识此，勿令误也。"同是表证，同是解表方剂，但在辨证施治用方上，一点不能错乱。由于汗法是一般外感疾病初期的首要治法，古人特别重视，所以王叔和在编订《伤寒论》的书后，特把仲景有关汗法的条文，分别汇集为"可发汗""不可发汗""发汗后"等三篇病脉证。

刘完素善治火热病症，他认为火热为导致多种病症的原因，创制了益元散、凉膈散、通圣散等辛凉方剂以兼治热病表证之法。他说："益元散（即天水散）解利发汗，煎葱白豆豉汤（调）下，此药是寒凉解热郁，设病甚不解，多服无害。"又说："伤寒无汗，表病里和，则麻黄汤汗之，或天水散之类乃佳；……表热多里热少，天水一凉膈半以和也；里热多表热少未可下者，凉膈一天水半调之。"又说："凡是表证法当汗之，依法汗之，其病又不解，其证前后别无异证者，通宜凉膈散调之，以退其热，无使热甚危极也。"张景岳创制新方八阵，把汗法列归在散阵之内。他说："散者，散表证也；观仲景太阳证用麻黄汤，阳明证用升麻葛根汤（按此非仲景方），少阳证用小柴胡汤，此散表之准绳也。"景岳把清散阳明及和解少阳的方治，亦列在此汗法解表范畴之内。叶天士谓温病与伤寒治法大异，虽云在卫汗之可也，但不用辛温发表之药，他在《湿热论》说："温邪上受，首先犯肺；……肺主气属卫，其合皮毛，故云在表，在表初用辛凉轻剂，挟风则加入薄荷牛蒡之属，挟湿加芦根滑石之流。"吴鞠通则具体创制了银翘散、桑菊饮等辛凉解表的方剂，迄今仍为治疗温热病初感时的常用治剂。目前对于多种感染性疾病的初期，以及风湿病、肾炎等病在急性发作阶段而具有表证时，亦多采用汗法治疗，得到较好的治效。

二、治疗作用

(一)解表退热

外感初期的发热和其随同出现的表证,大都是由于病邪感染之后,人体正气与病邪相互抗争的一种病理生理反应的表现,这时运用治疗汗法的解表方药,可加强身体的其抗病逐邪能力,通过发汗消灭或排出病邪,从而达到解表退热的效果。汗法解热的适应证,主要用于表证的太阳发热。如里证的阳明发热,或半表半里证的少阳发热,以及三阴的发热,或杂病的内伤发热等,均不适用。《内经》说:"今风寒客于人,使人毫毛毕直,皮肤闭而为热,当是之时,可汗而发也。"《伤寒论》第13条:"太阳病,头痛发热,汗出恶风,桂枝汤主之。"第35条:"太阳病,头痛发热,身疼腰痛,骨节疼痛,恶风无汗而喘者,麻黄汤主之。"这就是表证发热应用汗法治疗的例证。汗法退热的机制:一方面是由于服药发汗的过程中可使体表循环旺盛,增强机体抗病能力,有利于祛除病邪。据报道:苏联费尔索娃用某些发汗性中药作治疗实验,显见体中吞噬细胞的吞噬病菌活动有激发加强现象。我国亦有用桑菊饮加减做治疗麻疹的试验,亦发现中性白细胞吞噬指数明显增强(参见下文"透疹解毒"中的引证)。这是汗法能驱除病邪即发热病原的"治本"作用。另一方面在发汗过程中,可以散发减退了大量体温,有似进行酒精搽浴的物理降温的"治标"作用。由于汗法对于表证发热的治疗有此标本协同治效的作用,故能起到《内经》所说的"体若燔炭、汗出而散"的显著效果。

(二)宣痹止痛

人体遭受风寒湿诸外邪侵袭,留滞于肌肉、经脉、关节之间,致使气血运行闭阻失畅,形成痹痛,此病在初期或证之轻者,病邪病位较为轻浅,略似外感证的头身疼痛,治疗多用汗法的一般方药,汗出邪散,痹阻通畅,则痛证自除,如上节所述的桂枝汤证和麻黄汤证,在得到汗出热退的同时,其伴同出现的头身疼痛亦随之解除。痹痛证有些不一定伴见发热，而治疗亦多采用汗法的相应方药。如《金匮要略》第 18 条："风湿相搏，一身尽疼痛，法当汗出而解。"第 20 条："湿家身烦疼，可与麻黄加术汤发其汗为宜。"《伤寒论》第 174 条："伤寒八九日，风湿相搏，身体疼烦，不能自转侧，不呕不渴，脉浮虚而涩者，桂枝附子汤主之。"上举数条均是运用汗法治疗痹痛病症的例症。汗法所以能达到宣痹止痛的作用，应是由于所用汗法的相应方药可以帮助身体的卫阳驱散其滞留的痹邪；从现代医学来理解，在汗法的治疗过程中，可以旺盛周围和局部的血液循环，可以促进机体排泄某些积聚的代谢废物或有害的病理产物，从而减除其病理刺激的痹痛症状。

（三）消退水肿

《金匮要略》："诸有水者，腰以下肿，当利小便；腰以上肿，当发汗乃愈。"古代对水肿大抵分为表水、里水两大类，与后世分为阳水、阴水略相似。风水发病时常兼有寒热及头身痛疼等外感表证，皮水则但肿而无此外感表证，二者均在面部及四肢等处先出现浮肿，发病一般较急，病程亦较里水为短，治疗大多以汗法为主。《金匮要略》用越婢汤、越婢加术汤、甘草麻黄汤、防己黄芪汤、防己茯苓汤等治疗。又有溢饮一证，亦属表水范畴，其证为四肢和体表浮肿、身体烦重。《金匮要略》称："病溢饮者，当发其汗，大青龙汤主之，小青龙汤亦主之。"现代治疗急性肾炎，特别是由皮肤病感染引起者，常用麻黄连翘赤小豆汤加减治疗，效果显著。此外如浮萍、香薷等发汗解表药物治疗水肿，亦有良效。此类表水证的病因病机，大都是由于皮肤与肺卫先受病邪，致使肺的治节和通调水道的功能发生障碍所引起。笔者临床体验，此种表水病症虽见小便短少，但治疗不可径用利尿剂，愈利反愈不利；因病机主要在肺在表，治疗必用汗法解表，使肺气宣通，则水道自行通利，虽用汗法方药，却很少见到明显出汗，只见小便明显增多，从而达到消肿的效果。这种治效机制，从现代医学的角度看，可能是因汗法治疗过程中，一方面可使全身血液循环旺盛，肾小球的滤过率增高，因而小便得以增多。另一方面是汗腺的排泄功能亦受到一定的刺激，从而使组织中潴留的过多水液受到内外输泄机转的相互影响，使肾的排尿功能亦得到增强。

（四）透疹解毒

一些皮肤发疹性的急性传染病如麻疹、风疹及水痘、痘疮（天花）等，在发疹初期或将发未能透发之时，中医都采用汗法范畴的发表透疹方药以助皮疹透发，使疹邪病毒顺从皮表透出，则病症可以顺利痊愈。如果疹出不畅，疹色变为淡白或淡暗隐晦者，又须加益气扶正之药以助其发疹透邪；否则疹毒内陷，侵扰内脏，可使病候变恶，前代治疗这类麻疹痘疮病症，多用升麻葛根汤加减。现代因普种牛痘，天花已经绝迹。而治疗麻疹仍多采用升麻葛根汤加减；如因风寒外束，伴见恶寒发热、疹欲出而不得出者，则用宣毒发表汤加减；如因热毒内壅，透发不出，而见喘闷烦躁者，则用竹叶柳蒡汤加减；因证选方，以助疹毒之顺利透出。此外如治疗痞瘟瘾疹及疮疡初起而伴有表证者，亦多采用汗法的相应方剂，如消风散、荆防败毒散之类加减为治。这种透疹解毒的治疗机制，亦当是由于汗法的透疹治程中，可以旺盛体表血液循环，加强肌表抗病能力，促进疹邪病毒透出，减少对内脏的干扰和损害，从而有利于机体的早期恢复。现代名医姜春华、沈自尹合著《中医治则研究》中载称："有些单位对顺症麻疹病例无选择地分为两组，中医组用桑菊饮加减治疗，对照组用合霉素治疗，结果中医组的中性粒细胞吞噬指数比对照组平均值增加 2.8 倍，吞噬能力比对照组高 2.6 倍，由此认为透表法可能与提高机体免疫力有关。"

（五）平喘利咳

感受外邪的初期喘咳，多数是由于外邪束表、肺失宣利所致，治疗宜用汗法的解表宣肺方药，使其表解肺利，则喘咳自止。《伤寒论》第 36 条："太阳与阳明合病，喘而胸满者，不可下，宜麻黄汤。"第 237 条："阳明病脉浮，无汗而喘者，发汗则愈，宜麻黄汤。"第 41 条："伤寒，心下有水气，咳而微喘，发热不渴，……小青龙汤主之。"《金匮要略》："肺胀，咳而上气，烦躁而喘，脉浮者，心下有水，小青龙加石膏汤主之。"《金匮要略》又云："咳逆倚息不得卧，小青龙汤主之。"上列数条都由风寒外感，或由旧有痰饮宿疾兼挟新感而致的喘咳证治。《伤寒论》第63条和第167条的"汗出而喘，无大热者，可与麻黄杏仁甘草石膏汤"，现多用此汤加味以治疗邪热壅肺之喘咳症，如小儿支气管肺炎和大叶性肺炎等，确有良效。至于一般外感风热之咳喘轻症，多用桑菊饮、银翘散等加减为治。这类外感的喘咳证，如误用敛肺止咳之剂治疗，必使病症加剧。

（六）止利退黄

感受风寒暑湿外邪所致的下利，初期常兼有恶寒发热、头身疼痛等表症，治应采用汗法解表，才可收到良效，不可采用收敛止泻的方治。《伤寒论》第32条："太阳与阳明合病者，必自下利，葛根汤主之。"第276条："太阴病，脉浮者，可发汗，宜桂枝汤。"太阴病指脾虚湿盛的病，常有下利症，如第273条："太阴之为病，腹满而吐，食不下，自利益甚，……"第277条："自利不渴者属太阴……"第280条："太阴为病，脉弱，其人续自便利，……"即其例证。今"脉浮"，指挟有表证之概词，意谓兼有发热恶寒、头身疼痛之表证。全条文即言本有太阴脾虚寒湿之下利等，复有新感脉浮之表证，依《金匮要略》所言"当先治其卒病，后乃治其痼疾"的治病原则，故曰"可发汗，宜桂枝汤"。张从正（子和）在《儒门事亲》中说："《内经》曰，春伤于风，夏生飧泄，此以风为根，风非汗不出。昔有人病此者，腹中雷鸣泄泻、水谷不分、小便滞涩，皆曰脾胃虚寒故耳，豆蔻、乌梅、罂粟壳、干姜、附子，曾无一效，……诊其两手脉息俱浮大而长，身表微热，用桂枝麻黄汤以姜枣煎大剂连进三服，汗出终日，至旦而愈。次以胃风汤和平脏腑、调养阴阳，食进病愈。"喻昌（嘉言）在《医门法律》的败毒散方后说："此方全不因病痢而出，但昌所为逆流挽舟之法。"又说："外感三气（热、湿、暑）之热而成下痢，……仍用逆流挽舟之法，引其邪而出之于外，经治千人，成效历历可纪。"从上引诸例，可知因感受外邪而有表证的泻痢，治应采用汗法解表的相应方治。如误用收敛止泻方治，每使病症加剧。

黄疸病多为湿热内瘀所致，治应清利小便，使湿热病邪循从小便排出，这是治疗黄疸的正法。但在某种证型即兼有表证的特殊病例，则宜采用汗法的相应方治。《金匮要略》："诸病黄家，但利其小便。假令脉浮，当以汗解之，宜桂枝加黄芪汤主之。"《伤寒论》第263条："伤寒瘀热在里，身必黄，麻黄连翘赤小豆汤主之。"《外台秘要》有许仁则疗诸黄方："急黄，……宜合麻黄等五味汤服之，发汗以泄黄势。"方用麻黄、干葛、石膏、生姜、茵陈。

综上六节所述，汗法具有解热、止痛、消肿、透疹、利喘咳，止泻痢、退黄疸等治疗作用，但有个总的原则，即以上诸病症必须在具有表证的前提下，汗法才能适用。如病势发展至另一状况，如表已传里，或已无表证，则汗法就不适用。必须指出：有些病症如上面所言的肺炎喘咳和肠炎泻痢，在发病初常伴有发热、恶寒、头痛等表证，而当前治疗常采用直接消炎抗菌即清热解毒的治法，而不用汗法解表，多能收到良好的治效，这又怎样解释呢？笔者认为这要看当时病症的主要矛盾是在本或在标；"治病求本"原是治病的总则，亦即主要的本质矛盾得到解决，而其从属的非主要矛盾也就迎刃而解。肺炎、肠炎采用消炎抗菌的治法而得良效，就是能找到解决病症本质的主要矛盾的"治本"方法；但有时病症是其急在标，这就应采用急则治标的办法。现所讨论的为"八法"，相对来讲，总则是本，八法是标，但八法之中，亦寓治本的总则。标本缓急，在病症和治法中，随时都可转化，医者要随时对具体的病症作具体分析，而后决定从本从标的先后缓急治法。上举的肺炎喘咳和肠炎下利而见有表证者的治法问题，也应视当时病症的主要矛盾是在何方，而予以不同的处理方法。

三、原理及其治病机制

汗为人体调节体温和排泄废料的途径之一，与小便同为身体排出的废料液体，人身内外上下相通，汗多则尿少，汗少则尿多。《灵枢》说："天暑衣厚则腠理开，故汗出，……天寒则腠理闭，湿气不行，水下流于膀胱，则为溺（尿）与气。"这是说天气温热或穿衣厚暖，都可增加汗液的排出，汗多则尿必少；如天寒汗少，则尿必多。这是生理的正常现象。《素问》说："饮食饱甚，汗出于胃；惊而夺精，汗出于心；持重远行，汗出于肾；疾走恐惧，汗出于肝；摇体劳动，汗出于脾。"《素问》又说："醉饱行房，汗出于脾。"这是说汗液的分泌，不仅与外界气温变化有关，而人在生活上如饮食、劳动或精神方面等有所变动，亦可影响其分泌。

汗的来源及其排泄机制，据《内经》所云："人所以汗出者，皆生于谷，谷生于精，……汗者精气也。""心为汗。""血之与气，异名同类焉，故夺血者无汗，夺汗者无血。"《灵枢》："阳加于阴谓之汗。""上焦不通利，则皮肤致密，腠理闭塞，玄府不通，卫气不得泄越，故外热。""所谓玄府者，汗空（孔）也。""卫气者，所以温分肉，充皮肤，肥腠理，司开阖者也。"

综上《内经》所言，是汗，乃生于水谷之精气，与血同源，为心之液，其第宅和门户称为玄府和鬼门，居于皮肤腠理之间，开阖之权为卫气所司，其质属于阴液，而发泄由于阳气。吴鞠通在《温病条辨》说："汗也者，合阳气阴精蒸化而出者也。"即综合《内经》的大意。

治疗疾病为什么要用汗法？主要是在患有表证的情况下，运用汗法，可使其外来的病邪，在汗法的治疗机制中能予以消灭或排出，从而使病症得到解除。换句话说，汗法就是要发散外邪、解除表证。徐灵胎在《医学源流论》中说："发表所以开其毛孔，令邪从汗出也，当用至轻至淡芳香清冽之品，使邪气缓缓从皮毛透出。……汗不能生，则邪无所从而出。"笔者认为，汗法之所以能驱散外邪、解除表证，从现代医学的角度看，应是汗法的相应方药有如下三种作用：①可以扩张周围血管，旺盛血行，振奋机体的抗病能力，如上述的例证，可以加强体内吞噬细胞的吞噬功能，有利于消灭或抑制入侵体内的病菌或病毒，这是主要的治本作用；②可以放散体内热气，降低过高的体温，从而减轻随高热出现的诸不适症状；③可以促进机体对积聚的代谢废物或有害的病理产物等的排泄或吸收，从而减除其病理障碍或刺激。

某种表证，病中已有自汗，为什么也要用汗法治疗？是因为病中的自汗乃病理现象，与运用汗法治疗中之出汗，其机制和效应有所不同。吴鞠通《温病条辨》说："盖汗之为物，以阳气为运用，以阴精为材料。……其有阴精有余，阳气不足，又为寒邪肃杀之气所搏不能自出者，必用辛温味薄急走之药，以运其阳气，仲景之治伤寒是也。……其有阳气有余，阴精不足，又为温热升发之气所烁，而汗自出或不出者，必用辛凉以止其自出之汗，用甘凉甘润培养其阴精为材料，以为正汗之地，本论之治温热是也。"笔者认为，人体遭受外邪侵扰，出现恶寒发热、头身疼痛、无汗或自汗、寒多或热多等症状，乃是正气抗邪，机体在初期相与交争的全身反应现象；其无汗或自汗，寒多或热多，都是机体调节体温功能受到障碍的不同表现。经过汗法的不同方药治疗后，正胜邪却，机体调节功能恢复正常，则得微汗而热退身和，自汗者亦即自止，而上述诸表证亦即随之而解。

四、药物性用

汗法的解表药品，多数味辛质轻，其归经以入肺与膀胱为多。辛能发散，轻能升浮。肺合皮毛，膀胱为太阳之经，主一身之表，其应亦在皮毛。（《灵枢》："肾合三焦、膀胱，三焦膀胱者，腠理毫毛其应。"）因其归经多在皮表，性味多属辛散，故其药性善走体表、宣通卫气，而有发汗散邪、解除表证的功力。

辛散之药，其性效又有寒温缓急之分，施用时当予辨别，张景岳《新方八阵》说："用散者，散表证也。……当知（药物）性力缓急及气味寒温之辨，用得其宜，诸经无不妙也。如麻黄、桂枝，峻散者也；防风、荆芥、紫苏，平散者也；细辛、白芷、生姜，温散者也；柴胡、干葛、薄荷，凉散者也；羌活、苍术，能走经去湿而散者也；升麻、川芎，能举陷上行而散者也。邪浅者忌峻利之属，气弱者忌雄悍之属，热多者忌温燥之属，寒多者忌清凉之属。凡热渴烦躁者喜干葛，而呕恶者忌之；寒热往来者宜柴胡，而泄泻者忌之；寒邪在上者宜升麻、川芎，而内热炎升者忌之；此性用之宜忌所当辨也。"

现代中药学多把解表药分为辛温、辛凉两类：如麻黄、桂枝、羌活、细辛、白芷、生姜等列为辛温解表药，这类药多有辛烈和苛辣的性味，发表力较强，主用于风寒外感；如薄荷、牛蒡、桑叶、菊花、蝉蜕、淡豉等列为辛凉解表药，此类药虽微有辛香之气，但较清淡，又无苛辣之味，发表力较弱，主用于风热外感。此外，如苏叶、防风、荆芥、香薷、柴胡、升麻等，虽有辛香之气，而无苛辣之味，辛而不烈，温而不燥，发表力约介乎上述两类药之间，风寒、风热的外感，都可取用。味辛的药品多数含有挥发油，有芳香气味，易于挥发，故有浮散发表的作用。上举诸药有部分没有明显的辛味，如麻黄、桑叶、菊花、蝉蜕之类，则特取其质轻浮散的性用，据现代中药成分分析，此数药亦都含有一定量的挥发油，故前代药学书亦有以味辛定其药性。

同属解表药，其作用部位亦略有浅深之分：如麻黄、桂枝同属辛温解表药，麻黄色淡绿而质甚轻，气味均薄，主入肺经气分，其作用较近于皮肤毛窍的表部；桂枝色赤，其质稍重，气味较厚，主入心经血分，其作用较近于经脉肌腠的外部，故古人常称麻黄发表，桂枝解肌（外），即寓此意。荆芥辛而微温，薄荷辛而微凉，两药常用于风热外感。薄荷略似麻黄，作用较近于皮表，故能兼透痧疹；荆芥略似桂枝，作用较近于肌外，故能兼消疮疡。黄宫绣《本草求真》说："荆芥驱散风邪在于皮里膜外，不似防风气不轻扬，驱风之必入骨肉也。"这是防风的作用，较之麻黄、桂枝、荆芥、薄荷，尤稍为内层矣。各药的详细性效，中药学自有专论，这里只略为提示，恕不多赘。

五、方剂性用

现代方剂学亦把解表方剂分为辛温、辛凉两类。辛温解表剂如麻黄汤、桂枝汤、九味羌活汤、香苏散、葱豉汤、大青龙、小青龙等，主要用于外感风寒表证。辛凉解表剂如银翘散、桑菊饮、麻杏甘石汤、柴葛解肌汤、升麻葛根汤、宣毒发表汤、竹叶柳蒡汤等，主要用于外感风热或温病初起的表证。

上列两类方剂，又各有其轻重缓峻之分；如麻黄、桂枝两方，为辛温解表重剂，麻黄汤为发表峻剂，桂枝汤为解肌和剂，前者用于风寒表实证，后者用于风寒表虚证。香苏、葱豉两方，为辛温解表轻剂，用于外感风寒的轻症，有气滞胸闷者用香苏散，有鼻塞头重者用葱豉汤。九味羌活汤亦为辛温解表重剂，用于外感风寒湿邪而见头身重痛，口苦而渴，苔白而滑者。大青龙汤为发表清里的峻剂，用于风寒表实兼有里热的重证；小青龙汤为解表化饮的缓剂，用于素有水饮兼有风寒外感的表证。辛凉解表剂也有轻重缓峻之分：麻杏甘石汤为清肺泄热的重剂，用于喘咳身热重证；桑菊饮为宣肺清热的轻剂，用于咳嗽微热的轻证；银翘散为透表清热的平剂，用于发热微寒、头痛咽痛的中轻证。柴葛解肌汤为辛凉重剂，用于风寒化热、三阳热盛的壮热恶寒、头痛肢楚、目痛鼻干、口苦烦渴等外感重证。升麻葛根汤、宣毒发表汤、竹叶柳蒡汤等均为辛凉解表的中轻剂，用于麻疹初期欲发未透、或寒束热壅而透发不出之症。

以上辛温辛凉及其轻重缓峻的分法，是相对之分，而不是绝对的。中医处方，常是寒、温、缓、峻药品错综合用，如大青龙汤既有麻、桂、生姜之温，又有石膏之寒；九味羌活汤亦是辛温与寒凉合用，方剂学大抵是以方中组成的主要药品来作划分归类的。羌活的发表力很强，但有温燥之嫌；现有人配用板蓝根或蒲公英，寒温同用，药简效强，这种组方就很难划归为何类。总之，辛温剂的发汗解表力较强，但有部分病人服后有燥渴不适之感，辛凉剂则无此副作用，但发汗解表力则较弱。吾人临床处方，要用其长而制其短，凡对风寒表实重证，必使用辛温发表重剂才能取效，《素问》的"发表不远热"，就是这个意思。如畏其燥热，而用轻淡平凉之剂，使病延误致变，以致不救，乃医之过也。

六、各种证情中的应用

汗法对各种病症的方治，在上述治疗作用篇章中及其方药性用节中，已有概略叙述，此不再重复。本节仅就其他不同证情的施用方法略作论述。

（一）有表证兼有其他证情者的方治应用

程钟龄《医学心悟》："夫病不可汗，而又不可以不汗，则将听之乎？是有道焉？……一切阳虚者，皆宜补中发汗；一切阴虚者，皆宜养阴发汗；挟热者，皆宜清凉发汗；挟寒者，皆宜温经发汗。伤食者，则宜消导发汗。感重而体实者，汗之宜重，麻黄汤。感轻而体虚者，汗之宜轻，香苏散。……又伤风自汗，用桂枝汤；伤暑自汗，则不可用。……古人设为白术、防风，例以治风；设益元散，香薷饮以治暑……风伤卫，自汗出者，以桂枝汤和荣卫，祛风邪，而汗自止。若热邪传里，令人汗出者，乃热气熏蒸，如釜中炊煮，水气旁流，非虚也，急用白虎汤清之；若邪已结聚，不大便者，则用承气汤下之，热气退而汗自收矣，此与伤暑自汗略同；但暑伤气为虚邪，只有清补并行之一法，寒伤形为实邪，则清热之外，更有攻下止汗之法也。"

（二）有表证而体甚虚者的方治应用

程氏谓一切阳虚者，皆宜补中发汗；一切阴虚者，皆宜养阴发汗；而未举出具体方治，但称阳虚者，东垣用补中汤加表药；阴虚者，丹溪用芎归汤加表药。我们亦可选用其他方剂，如桂枝人参汤、参苏饮等均为补阳发表方剂，加减葳蕤汤、景岳柴归饮等均为养阴发表方剂，可视具体适应病症而加减运用。另有一种治法是不用解表药而专用补阳或补阴的方药以治之，待正气足，自能托邪外出，这主用于体气甚虚者，张景岳说："夫补者所以补中，何以亦能解表？盖阳虚者即气虚也，气虚于中，安能达表？非补其气，肌能解乎？凡脉之微弱无力，或两寸短小而多寒者，即其证也，此阳虚伤寒也。阴虚者即血虚也，血虚于里，安能化液？非补其精，汗能生乎？凡脉之浮芤不实，或两尺无根而多热者，即其证也，此阴虚伤寒也。"又说："凡病外感而脉见微弱者，其汗最不易出，其邪最不易解。何也？凡以元气（虚）不能托送，即发亦无汗，邪不易解，则愈发愈虚，而危亡立至矣。夫汗本乎血由乎营也，营本乎气由乎中也，未有中气虚而营能盛者，未有营气虚而汗能达者，脉即营之外候，脉既微弱，元气可知，元气愈虚，邪愈不解。所以阳证最嫌阴脉，正为此也。故治此者，但遇脉息微弱，正不胜邪等证，必须速固根术，以杜深入；专助中气，以托外邪；必使真元渐充，则脉必渐盛，自微细而至滑大，自无力而至有神，务令阴脉转为阳脉，阴证转为阳证，斯时也元气渐充，方是正复邪退，将汗将解之佳兆。"

（三）有表证复有里证者的方治应用

汗法主用于表实证，但病有表里同病，表里俱实者，治疗原则，一般是先解表后攻里，但也有发表攻里同时进行的；病有表实而里虚者，治疗原则，一般是先补里而后发表，但亦有发表补里同时进行的，这类治法，将在下法篇中详予讨论。

（四）在不同的时、地、人的方治应用

张子和《儒门事亲》中说："凡解利伤寒时气疫疾，当先推天地寒暑之理，以人参之：南陲之地多热，宜辛凉之剂解之；朔方之地多寒，宜辛温之剂解之，午未之月（夏季）多暑，宜辛凉解之；子丑之月（冬季）多冻，宜辛温解之；少壮气实之人，宜辛凉解之；老者气衰之人，宜辛温解之；病人因冒寒食冷而得者，宜辛温解之；因劳役冒暑而得者，宜辛凉解之；病人禀性怒急者，可辛凉解之；病人禀性和缓者，可辛温解之；病人两手脉浮大者，可辛凉解之；两手脉迟缓者，可辛温解之，如是之病，不可一概而用偏寒凉及与辛温，皆不知变通者。"总之，在炎夏地热，动易汗出，或衰老妇幼，文弱人民，肌肤松弛，体气较虚者，欲解表邪，宜用辛凉轻剂。在寒冬地冷，不易汗出，或劳动人民，壮年体盛，肌肤坚实者，欲解表邪，宜用辛温重剂。此乃相对的说法，不能胶柱鼓瑟，必须结合实际具体情况，而灵活地制定适当的治法。

七、注意事项

（一）煎药方法

发表方剂，一般不宜久煎，特别是一些芳香性易于挥发的药品，尤宜后下轻煎，免使香气耗散而减弱其作用。古人认为轻煎则药气轻清，较能起到轻浮发散的作用，如久煎则味重气散，其作用易趋于中下焦，有失升散的功用。另有部分例外的药物，如麻黄汤和葛根汤的麻葛两药，古方都令先煎。因这两药均是气味淡薄，又非芳香挥发性的药品，故宜先煮多煎，取足药力性味，以发挥其方中之主效。又麻黄煎后有微浮沫，前人认为此沫发性过烈，且令人烦，故须先煮去沫，以除去其过烈令人作烦之弊。现在药店多先将麻黄用甘草汤炮制去沫了，故用时就不必再令先煎去沫。

（二）服药和护理方法

解表药一般要温服，服后要卧床覆盖被褥，有的还要加饮温汤，以助取汗。《伤寒论》麻黄汤后有云"温服八合，覆取微似汗"；桂枝汤后云"服已须臾，啜热稀粥一升余，以助药力"；五苓散后云"以白饮（米汤）和服方寸匕，多饮暖水，汗出愈"。服药要温，服后要盖被，或要加啜热稀粥或多饮暖水，目的都是要助其取汗，而稀粥米汤还有益胃和取汗的作用。但要视具体情况，如夏月易汗，或体虚易汗者，就不必如上述的温覆助热等方法。服药期间一般忌食油腻厚味，以免助邪或碍邪之外散。

取汗方法，最宜令其周身头足均有微汗，切忌大汗。仲景特嘱"温覆令一时许（古之一时即今之两小时），遍身漐漐，微似有汗者益佳，不可令如水流离，病必不除"（见桂枝汤后服法）。即如大青龙汤的峻发汗剂，其服法也特嘱"取微似汗。汗出多者温粉粉之。一服汗者停后服。汗多亡阳遂虚，恶风烦躁不得眠也"。仲景这种郑重嘱咐，对治疗效果，实有重要关系。按现代医学理解，这种温覆令其周身微似有汗并达到两小时许，可使体温保持在稍高的程度并维持至一定时间，可使血行和代谢均较旺盛，体内各种酶的活性增强，产生抗体的能力增强，网状内皮系统吞噬细胞的吞噬功能亦随之增强，这对于机体的消灭病菌和疾病的治愈，实有极重要作用。但如体温过高并持续过久，或大汗后体温突降，则反可使上述的效能受到损害，于病体不利。取微似汗之后，此时毛窍方虚，体气较弱，易于受邪，应暂勿外出受风，仲景在《金匮要略》的麻杏苡甘汤后，特嘱"温服微汗，避风"，就是这个道理。

（三）禁忌

1. 里证或半表半里证

病邪在表，应用汗法，是"因其轻而扬之"和"在皮者汗而发之"的因势利导治则，使邪随汗外出。如病邪已转入里，或在半表半里，就要用清里、温里或和解之法。如误用汗法，不但不能去邪，反伤身体津气，降低抗病力。《伤寒论》第258条："少阴病，脉细沉数，病为在里，不可发汗。"第223条："伤寒四五日，脉沉而喘满，沉为在里，而反发其汗，津液越出，大便为难，表虚里实，久则谵语。"第266条："伤寒，脉弦细，头痛发热者，属少阳，少阳不可发汗，发汗则谵语。"这数条就是对里证和半表半里证戒汗的例证。又第86条："淋家不可发汗，汗出必便血。"这条各注家多称为下焦蓄热，误汗伤阴，使热愈炽而迫血妄行，引致便血。笔者还认为淋证多数为下焦湿热蕴结，治应清利下焦，因势利导，使病邪顺从小便清利而出，才是合理治法。如误发汗，与在表误下和在里误汗，同为错误的逆反治法，不仅不能去除下焦湿热病邪，反可伤津助热、迫伤阴络，而致尿血或便血。

2. 血虚

《内经》说："血之与气，异名同类焉，故夺血者无汗，夺汗者无血。"张隐庵注称："汗乃血之液，气化而为汗。"故汗与血实乃异名而同类。所以营血不足的病人，汗法应特谨慎。《伤寒论》第79条："亡血家不可发汗。"第88条："衄家不可发汗。"第87条："疮家虽身疼痛，不可发汗。"第294条："少阴病，但厥无汗，而强发之，必动其血，未知从何道出，或从口鼻，或从目出者，是名下厥上竭，为难治。"第 50 条："脉浮紧者，法当身疼痛，宜以汗解之，假令尺中迟者，不可发汗，何以知然，以营气不足、血少故也。"由此推之，新产妇人血虚，或经水适来，或血行较多者，汗法均宜慎用。

3. 阴虚（津液虚少）

古称汗为阴液，发汗必夺去多量体液，所以津液亏虚的人，或热病而见咽干口渴、舌绛少津，或阴虚劳损、多汗盗汗的病人，汗法都应戒慎。《伤寒论》第 85 条："咽喉干燥者，不可发汗。"第 90 条："汗家，重发汗，必恍惚心乱。"

4. 阳虚

《内经》说："阳加于阴谓之汗。"汗虽阴液，必赖阳气的宣发，故多汗可以亡阴，而过汗尤易亡阳。《伤寒论》第 27 条："少阴病脉微，不可发汗，亡阳故也。"

5. 脐周动气

仲景在不可汗吐下三篇（原《伤寒论》后部有此数篇）中均谓脐中及其左右上下有"筑筑然动气"者，皆不可汗吐下。古人认为五脏气衰或脏气不调，可发现脐周动气，脐中主脾，上主心，下主肾，左主肝，右主肺。若其处有动气，为其脏气衰或不调，对于汗、吐、下等攻邪的治法，都要戒慎。笔者临床上见到一些体气羸弱的人，腹壁很虚软，稍触按脐及周围的深部，常有明显的动脉跳动，对这种虚弱病人采用攻邪治法，自应戒慎。另有一种腹内有包块炎症的病人，扪其病部亦常有此种跳动。还有一种里气很虚怯的病人，常自觉心下或脐周有动悸不安的感觉。这些病人多数是属于虚性里证或脏器组织有瘀滞不调之证，治法一般宜用补虚或调理脏气的方药，汗、吐、下等攻邪治法则不适用。

第十篇 吐 法

一、含义及其发展概况

吐法亦称涌吐法，其治疗对象为上焦病邪壅阻的实证，主要是指有形病邪如宿食、痰浊、毒物或异物等壅滞或阻塞于胸膈间的胃部或呼吸道的病证。吐法就是运用具有涌吐作用的方药，或合用探喉引吐的方法，使其壅阻的病邪随着涌吐而排出，从而达到治愈或缓解病症的一种治疗方法。另有一部分病症，其病邪病位不一定是壅阻在胃部或呼吸道的，但因其病机为体内气机阻滞、关窍壅闭，而使内脏、肢体或神志等方面的功能发生异常的变化，如癫痫、中风、痰厥、癃闭等，而治疗则是利用涌吐的方法，使其气机通利、关窍开达，因而使病症获得治愈或缓解，这亦属于吐法治疗的范畴。此外如用药末搐鼻取嚏，或吹喉引涎，以达到开通关窍、甦醒昏厥等治效，亦是吐法之属。张从正说："如引涎漉涎、嚏气、追泪，凡上行者，皆吐法也。"

宋本《伤寒论》说："大法春宜吐。"结合同书中的可下、可发汗两篇中所说的"大法秋宜下""大法者春夏宜发汗"两条文来理解，笔者谓其本意应是教人治病大法要掌握"因势利导"的原则。古代谈论医学道理，常以"天人相应"的朴素辨证理论进行类比。大抵四时之气，春气生而升，夏气长而散，秋气收而敛，冬气藏而沉。人们养生或治病，均宜顺此自然气机趋势；养生方面，顺之则寿，逆之则夭；治病方面，顺之则治，逆之则殆。所谓大法春宜吐者，谓其病邪病位如在胸膈之上，其病机趋势有如春气之主生升向上者，其治病大法应循"其高者因而越之"和"在上者涌之"的原则，而采用向上涌吐的治法。所谓大法秋宜下者，谓其病邪病位如果在胃肠之里，其病机趋势有如秋气之主收敛向内者，其治病大法应循"其在下者因而竭之"和"中满者泻之于内"的原则，而采用向内向下的泻下治法。所谓大法春夏宜发汗者，谓其病邪病位如果在身体之表，其病机趋势有如春夏之气之主生长向外升散者，其治疗大法应循"因其轻而扬之"和"其在皮者汗而发之"的原则，而采用向外发散的发汗治法。读古代医书，应体会其当时词语的本意，不能拘于现代字义而作直解。所谓大法春宜吐，应作如上的理解，即治疗大法宜因势利导之意，而不是谓春天才宜吐法，而其他时令不宜用吐法。刘完素在《素问病机气宜保命集》中有说："若用吐法，天气晴朗，阴晦勿用。如病卒暴者，不拘于此法。吐时辰巳午前，……宜早不宜夜也。"刘氏谓吐法宜在晴朗天气，宜在午前清早，这与仲景的大法春宜吐，其旨义是一致的。

吐法多用于胸膈间的胃部或气道有停痰留饮郁滞其间；或胃脘中有宿食停积，或误食毒物尚在胃中者，这些病症如能及时运用吐法，把病邪迅速吐出，常可收到显捷治效。但吐法毕竟是一种逆反正常生理的强烈反应动作，易损气伤胃，为人所畏用。《伤寒论》中吐方只有瓜蒂散一方（栀子豉汤等方不能作为吐方，张隐庵等注家早详辨之），其证治条文亦只寥寥数条。后世对吐方略有发展，北宋正和年间的《圣济总录》，载有救急稀涎散，而后张从正《儒门事亲》载有三圣散；二方均为有名的吐剂，用以治疗中风闭证及癫痫等。这二吐方，药性均较猛烈有毒性。宋代陈无择《三因方》载烧盐吐方，明代张景岳《新方八阵》制莱菔子吐方，药用平和之品，为后人所乐用。日本医家丹波元坚《药治通义》在吐法章中有说："皇国（指日本）八九十年前，越前有奥邨南山者，甚巧吐法，其徒永富独啸著《吐方考》，狄野台州著《吐方编》。又有县某亦撰有书，皆阐扬南山之术，其可取者不鲜。"我国医家最能巧用一吐法者，莫如张子和，他的《儒门事亲》所载医案一百四十例中，用吐法者，约占半数。他说："予之用此吐法，非偶然也，尝见病之在上者，诸医尽其技而不效，余反思之，投以涌剂，少少用之，颇获征应，既久，乃广访多求，渐臻精妙，过则能止，少则能加，一吐之中，变态无穷，屡用屡验，以至不疑。"可知张从正的巧用吐法，是从丰富的实践经验得来的。张氏又说："夫吐者，人之所畏也。且顺而下之，尚犹不乐，况逆而上之，不悦者多矣。"清代汪𬣳庵也说："先贤用此（吐）法者最多，今人唯知汗下，而吐法绝置不用，遇当吐者而不行涌越，使邪气壅结而不散，轻病致重，重病致死者多矣。"目前医家用吐法者，仍然很少，甚至有人说，现代已有洗胃及吸痰新法，吐法已无实用价值。其实吐法在治疗上可以解决许多种病症，不是现代的洗胃及吸痰方法所能代替的。虽然吐法在治疗八法中相对地为人所畏忌少用，但仍不失为中医历来所称的汗、吐、下为逐邪外出的三大治法之一。

二、治疗作用

（一）排出胃中宿食

食物停积在胃肠不能如常消化者，古称为宿食。宿食停积在中脘或下脘肠中者，治法一般是采用消法或下法。如宿食停积在上脘而有泛泛欲吐之势者，应因势利导采用吐法，把宿食吐出后，则脘膈舒畅、消化复常。《金匮要略》说："宿食在上脘，当吐之，宜瓜蒂散。"

（二）排出胃中痰浊病邪

胃脘或食道内有停痰宿饮郁积潴留，令人脘隔痞满，呕恶不食，在一定情况下，应用吐法治疗，可获良效。明代李士材治秦景明（同时名医）案："素有痰饮，每岁必四五发，发则呕吐不食，以病久结成窠囊，非大涌之弗愈也，先进补中益气十日后，以瓜蒂散频投，涌如赤豆汁者数升，已而复得水晶色者升许。如是者七补之七涌之，百日而窠囊始尽，专服六君子、八味丸，经年不发。"如胃中有痈脓而呕吐者，亦应因势利导令其吐出。《金匮要略》说："夫呕家有痈脓，不可治呕，脓尽自愈。"

（三）排出胃中毒物

如误食毒物尚在胃中，此时急用吐法，速将毒物涌出，以免使毒物进入肠中而被消化吸收，引致全身中毒。《圣济总录》说："上脘之病，上而未下，务在速去，不涌而出之，则深入肠胃，播传诸经，可胜治哉？"目前对误食毒物，多兼用洗胃法，似较单用吐法为优。

（四）排出呼吸道中的病害物

咽喉间或气管中有病理异物如痰涎或其他异物黏着或阻塞其间，致使气道不畅，呼吸困难，胸中痞闷，甚或饮食难下。这时应用吐法，一方面可借呕吐前的恶心期，使呼吸道分泌液增加，稀释和润滑其黏着或阻塞的病理异物，使其易于排出；一方面可借呕吐时的腹肌突然收缩，和气道随着上涌射出的冲动，使黏着或阻塞的病理异物随着涌吐而喷出。《伤寒论》第171条："病如桂枝证，头不痛，项不强，寸脉微浮，胸中痞硬，气上冲咽喉不得息者，此为胸有寒（痰）也，当吐之，宜瓜蒂散。"此条可能是气道有痰涎阻塞之病症。《景岳全书》有雄黄解毒丸，为治急喉风，双蛾肿痛、汤药不下。方用雄黄、郁金各一两，巴豆霜十四枚，为末，醋糊丸如绿豆大，热茶清送下七丸，吐出顽痰即苏，未吐再服。中国医学科学院编《药物治疗手册》中称，治疗白喉病，呼吸道为白喉假膜阻塞，呼吸困难，鼻煽，口唇青紫，烦躁不安。方用巴豆霜三厘，调温开水一汤匙灌服，作为急救，数分钟至十多分钟后，可引起呕吐，促使假膜及痰吐出，使呼吸道畅通。上所引述，都是属于应用涌吐方法，促使气道中病害物排出之例。

（五）开达关窍，通利气机

有些疾病是由于痰浊等病邪壅闭关窍、阻滞气机，致使脏腑、经络、四肢、九窍或神志等方面的功能发生严重的障碍，知痰厥、癫痫、中风、暴盲、暴聋、暴痛、癃闭等，这类病症，前代常用涌吐的治法，以开达壅闭，通利气机，从而改善机体反应，恢复正常功能，治愈或缓解病症。刘完素《素问病机气宜保命集》在"诸吐方法"章中说："忽然中风，不知人事，亦不须汗，喉中呷顺之声，用稀涎散吐之。风头痛，经云，若不吐涎，久则瞽目而不治，用瓜蒂散吐之。癫狂病久不愈，未成痴呆，用导涎散吐之。癫狂病久不已，用三圣散吐之，后大下之。"又在《伤寒标本心法类萃》的"在上涌之"章中说："伤寒头疼久不愈，令人丧明，以胸膈有宿痰故也，当先涌之，次以白虎汤加减。"张从正《儒门事亲》说："近代《本事方》中稀涎散，吐膈实中满、痰厥失音、牙关紧闭、如丧神守；《万全方》以郁金散吐头痛、眩运、头风、恶心、沐浴风。近代《普济方》以吐风散、追风散，吐口噤不开，不省人事；……孙尚方以三圣散吐发狂。"尤在泾《金匮翼》中说："卒然口噤目张，两手握固，痰壅气塞，无门下药，此为闭证。闭则宜开，不开则死。搐鼻、揩齿、探吐，皆开法也。"上述诸类证治，古今医案载述颇多，现略举数例于下。

虞恒德治一妇年三十七，身肥白。春初得中风，暴仆不知人事，身僵直，口噤不语，喉如拽锯，水饮不能入，六脉浮大弦滑，右甚于左。以藜芦末一钱，加麝香少许，灌入鼻孔，吐痰少许，始知人事，身体略能举动；急煎小续命汤倍麻黄，连进二服，覆以衣被，得汗渐甦醒，能转侧……如此调理，至六十余岁得他病而卒。（《古今医案按》）

王节斋治一壮年，忽得暴疾如中风，口不能言，目不识人，四肢不举，急投苏合香丸，不效。王偶遇闻之，询其由，曰：适方陪客，饭食后忽得此证。遂教以煎生姜淡盐汤，多饮探吐之，吐出食物数碗而愈。（《古今医案按》）

朱丹溪治一人，小便不通，医用利药益甚。脉右寸颇弦滑，此积痰在肺，肺为上焦，膀胱为下焦，上焦闭则下焦塞，如滴水之器，必上窍通而后下窍之水出焉。以药大吐之，病如失。（《古今医案按》）

有一妇病风痫，从六七岁因病惊风得之。自后二三年一二作，至五七年五七作。迨三十至四十岁日作或一日十余作，以致昏痴健忘，求死而已。会兴定岁大饥，遂采百草而食，于水濒采一种草，状若葱属，泡蒸而食之，讫向五更，觉心中不安，吐涎如胶，连日不止，约一二斗，汗出如洗。初昏

困，后三日，轻健非曩之比，病去食进，百脉皆和。省其所食，访问诸人，乃藜芦苗也。（《儒门事亲》）

南京中医学院徐景藩谓：尝遇有些卒发重症心悸不宁，气短，四肢不温，脉来疾数，不易计数（心率>160次/分，心电图检查为室性或室上性阵发性心动过速），往往用中西医一般治疗而未能控制。曾用桂枝去芍药加蜀漆牡蛎龙骨救逆汤，以通阳镇惊安神，因无蜀漆，遂用常山，急煎服之，药液入胃，移时恶心呕吐，吐出痰涎及部分药汁，心动旋即恢复正常，心悸顿失，诸症均减。

福鼎名医汪济美谓：治一青年男子，患散发性脑炎，三度出现呼吸衰竭，肢体僵硬，每日抽搐二三次，每次20分钟至2小时，自汗，泪出，口噤，进食靠鼻饲，小便靠导管，深昏迷40余日……乃投搜风祛痰开窍药（二陈加防风、黄芩、竹沥、麝香），服后20分钟，用鹅羽探吐，一次吐痰涎两大碗，未及2小时即能语言，神志顿清，抽搐亦止，肢体僵硬相继著减。又治一青年，眩晕呕吐10多年，投祛风化痰药（二陈加防风、川芎、钩藤、白术、荷叶）探引，连续2次，且服且探，吐出痰涎约200毫升，多年呕吐眩晕即愈。

据近报道，上海中医药大学附属曙光医院应用吐法治疗急性胰腺炎，对因进餐诱发而发病在4小时内的患者，不用任何中西药物，仅以压舌板压迫舌根探吐，反复多次以引起患者剧烈呕吐，一经催吐之后，多数病人的症状即逐渐缓解，血、尿淀粉酶等化验值亦趋正常。

从上所引古今医案，可知吐法有开通气机关窍，恢复内脏、肢体和神志等方面的功能。程钟龄在《医学心悟》中说"病在危疑之际，古人恒以涌剂尽其神化莫测之用"，诚非夸诞。

三、原理及其治病机制

呕吐是一种复杂的反射动作，常具有保护性的意义，如误食了某种腐败或有毒的东西，机体每能自发地借此反射动作，把那些腐败或有毒的物质通过呕吐排出。另有某些病症，甚觉胸脘满闷不适，也常自发地呕吐而使满闷消除。因此古代也就把这种呕吐动作有意识地运用作为治疗疾病的一种方法。

吐法是逆反正常生理（胃气以下行为顺）的一种病理动作，欲呕吐时，先是胃肠道自下而上的逆反蠕动，继则幽门收缩关闭，胃底充盈，胃内呈逆反蠕动，胃上口贲门遂行松弛开放，同时膈肌、腹肌突然猛烈收缩，腹内压突然增加，胃内容物受挤压而向上冲逆，沿着食管口腔而呕吐排出，这一系列的共济活动，是由一个呕吐中枢主管的。在呕吐进行中，全身均受到剧烈反应的影响，这颇使人难受，但呕吐后，特别是病害物吐出后，则可使人顿觉心胸宽舒、轻松愉快。

吐法不仅可以吐出胃内滞积的宿食痰浊等病害物，也可以咯出障滞在喉内或气管内的异物、凝痰或其他病害物，又可以使之发挥其他神奇莫测的治疗作用，如上章所述的"开达关窍、通利气机"的诸种效果。

在呕吐发生之前，常有一段恶心的前驱症状，此时表现为心窝部有一种特殊的不适感，唾液和气管内腺液的分泌均增加，因之口中流涎增多，同时出现面色苍白、四肢发冷、心悸出汗、脉搏变缓、血压下降等变化，现代医学称此种现象为迷走神经刺激症状。

催吐药大多是对胃黏膜具有较强刺激的效应，但又不损伤胃黏膜，服后可以引起先恶心后呕吐的作用。如果应用小剂量的催吐药，使其产生恶心而不致呕吐，或者使用某种催吐作用较缓弱而恶心作用较持久的药物，使之腺液分泌增多，稀释稠痰以利排出，这就是现代所称的恶心祛痰药的使用药理机制。下面介绍的有毒吐剂稀涎散的用法，就是要使之发挥这种恶心稀涎和降低血压等的治疗作用。

蔡陆仙说："有表症者，当汗之；有里证者，当下之；在半表半里者，当和之；其有在胸脘之间者，汗既无益，下又不可，和更无济于事，自以一吐为快。故凡痰食积滞膈中，痞满胀闷，欲吐不得，甚至癫狂烦乱、呼吸困难、人事不省，古人洞知症结所在，喜用吐药涤荡中焦，拨乱反正，故吐为治疗术之一种。张从正说："上涌之法，名曰撩痰，撩之一字，自有擒纵卷舒。"又曰："一吐之中，变态无穷。"此皆古人善用吐法，得心应手、擒纵自如的经验体会之语。

四、运用

吐法的主要目的，在于排除阻滞在上焦的病邪，病邪在上，就要因势利导从上吐越而出之。宋本《伤寒论》"大法春宜吐"，结合同书中可下篇"大法秋宜下"，可发汗篇"大法春夏宜发汗"等条文来理解，前人注解意见不一。笔者认为，其用意应是教人治病去邪，宜依其病位病机之所向，因势利导以治之，才易收到良好疗效。古人谈论医学道理，常以"天人相应"的朴素哲理，进行比类论述。大抵四时之气，春气生而升，夏气长而散，秋气收而敛，冬气藏而沉。人们养生或治病，均宜顺此自然趋势。在养生方面，顺之则寿，逆之则夭；在治病方面，顺之则治，逆之则殆。所谓"大法春宜吐"者，谓其病位病机在上向上，有如春气之主生升向上者，治宜采用向上涌吐的方法。所谓大法秋宜下者，谓其病位病机在内向下，有如秋气之主收敛向内下降者，治应采用向内向下的泻下治法。所谓大法春夏宜发汗者，谓其病位病机在外向外，有如春夏之气之主向上向外升散者，治应采用向外发散的发汗法。读古代医书，应体会其当时用语蕴含的哲理，联系实际事理，进行恰当的解释。上引"大法春宜吐"的条文，即应以上述意旨作解释，如解为春天才宜用吐法，则大悖实际事理矣。刘完素在《保命集》中有说："若用吐法，天气晴朗、阴晦勿用。如病卒（猝）暴者，不拘于此法。吐时辰巳午前，……宜早不宜夜也。"刘氏谓吐法宜在午前晴朗，与仲景的大法春宜吐，其意旨是一致的。

（一）有毒吐剂的运用

方书介绍的剧吐剂如瓜蒂散、三圣散、稀涎散等，都具有一定的毒性，现将各方的组成和功用略释于下：

1. 瓜蒂散

本方出自《伤寒论》和《金匮要略》。《伤寒论》第 171 条："病如桂枝证，头不痛，项不强，寸脉微浮，胸中痞硬，气上冲咽喉不得息者，此为胸有寒也，当吐之，宜瓜蒂散。"第 324 条："少阴病，饮食入口即吐，心中温温欲吐，复不能吐，始得之，手足寒，脉弦迟者，此胸中实，不可下也，当吐之。"第 354 条："病人手足厥冷，脉乍紧者，邪结在胸中，心下满而烦，饥不能食者，病在胸中，当须吐之，宜瓜蒂散。"《金匮要略》："宿食在上脘，当吐之，宜瓜蒂散。"后人对瓜蒂散的运用有所发展，据汪切庵《医方集解》其主治概括为：①卒中痰迷，涎潮壅盛；②癫狂烦乱，人事昏沉；③五痫痰壅；④火气上卜，喉不得息；⑤食填太阴，欲吐不出。

原方组成是：瓜蒂一分熬黄，赤小豆一分煮，各别捣筛为散已，合治之；取一钱匕，以香豉一合，用热汤七合，煮作稀糜，去滓，取汁合散，温顿服之。不吐者少少加，得快吐乃止。

本方主药瓜蒂，古人谓其色青味苦，蔓延直上，具春生升发之性，善能涌吐。药用须取其瓜尚未甚熟而蒂尚带青绿色者为佳，阴干备用；若瓜已大熟，则其蒂之苦味渐淡，催吐效力较差。赤小豆甘淡微酸，性能走泄，与瓜蒂合用，有酸苦涌泄的协同作用。香豉轻清宣发，善能发越陈腐。三物合用，作为吐剂，有相得益彰之效。现代药理：瓜蒂含苦味成分，名甜瓜毒素，动物试验时，可见静脉注射可致呼吸中枢麻痹而死，催吐效果不确定；口服则可刺激胃壁而引起反射性剧烈呕吐。瓜蒂散原方用法是：瓜蒂和赤小豆均作末，另用豆豉煎汤送服。这样可使瓜蒂末较广泛地敷着于胃壁，以起刺激反射的呕吐作用。假如不作末而用蒂整块煎服，则汤药直流而下至肠部，留以刺激胃壁的药量和时间都很少，其催吐作用则不明显，试观《金匮要略》的一物瓜蒂汤，瓜蒂用至二十个，煎汤顿服，却未言能起呕吐作用。

《外台秘要》亦有同名的瓜蒂散，它是用瓜蒂赤小豆和秫米三味同作散末，吹入鼻内，令刺激鼻内黏膜流出黄水，以治疗黄疸。

2. 三圣散

本方出之《儒门事亲》，其主治据《方剂学讲义》概括为：①中风闭症，失音闷乱，口眼㖞斜，或不省人事，牙关紧闭，脉象滑实者；②癫痫，有痰浊壅塞胸中，上逆时发者；③误食毒物，时间未久，神志尚清者。

原方组成：防风、瓜蒂各二钱，藜芦一钱，各为粗末，每服约半两，以齑汁三茶盏，先用二盏煎三五沸，去齑汁，次入一盏，煎至三沸，却将原二盏同一处煎二沸，去滓澄清，徐徐服之，不必尽剂，以吐为度。亦可鼻内灌之，吐出涎，口自开。

本方即瓜蒂散去赤小豆而易以防风、藜芦，以加强涌吐风痰作用；不用香豉煎汁和散，而用齑汁（酸咸菜汁）合煎，药力较瓜蒂散为峻。张从正主用以治中风闭证及痰涎壅闭之癫痫时发者。藜芦性味苦辛寒，有毒，含多种生物碱，对黏膜有强烈刺激作用，可引起喷嚏（吹鼻）、呕吐（内服），吸收后能降低血压及使心跳变慢，有明显蓄积作用，使用宜谨慎。一般可自少量渐加，得快吐为止，防止过吐伤正。

3. 稀涎散

本方出自《圣济总录》，其主治据《方剂学讲义》概括为：中风闭证，痰涎壅盛，喉中痰声漉漉，人事不省，不能言语，但无遗尿，脉象滑实有力者。亦治喉痹。

原方组成：猪牙皂角四挺肥实不蛀者，削去黑皮，白矾一两通莹者，研极细末。病轻者服半钱匕，重者三钱匕，温水灌下。不大呕吐，只是微微冷涎出，或一升二升，当时醒觉，次缓而调治。

汪讱庵称本方治中风暴仆，气闭不通，先开其关，微吐稀涎，不可令大吐。醒后亦不可大投药饵，缓缓调治，过恐伤人。又说：清阳在上，浊阴在下，天冠地履，无暴仆也。若浊邪逆上，清阳倒位，故令暴仆。所以痰涎壅盛者，风盛气涌使然也。本方白矾酸苦能涌泄，咸能软顽痰；皂荚辛能开窍，咸能去垢，专制风木。现代药理谓：明矾含硫酸钾铝，内服能刺激胃黏膜而引起反射性呕吐，至肠则不吸收，能制止肠黏膜分泌而奏止泻作用。皂荚含皂荚皂素，静脉注射有溶血作用，口服能刺激胃黏膜起反射性的恶心祛痰效应，服量过多则可引致呕吐和腹泻。

本方含有明矾、皂荚二药，均具有少量可达恶心祛痰、多量则可引起呕吐的作用。主治中风闭证，当为现代所称的脑血管意外属于血压较高的病型。本方后用法说："温水调灌下，不大呕吐，只是微微冷涎出。"汪切庵注又说："微吐稀涎，不可令大吐。"笔者认为，古人这种谨慎的用法，对于治疗效应上确有很大关系。因为只令达到恶心流涎程度，不仅可使稀释痰涎易于排出，又可使血压稍降，这对于血压较高的脑血管意外病症的治疗，具有良好作用。假如令其大吐，则胸腹冲逆动作强烈，血压反可上升，于病症反更不利，甚至有突然恶变的危险。

（二）无毒吐剂的运用

1. 烧盐吐方

《方剂学讲义》谓：主治干霍乱，欲吐不得吐、欲泻不得泻、腹中大痛者，或宿食停滞不消、吐泻不得者。

本方出《三因方》，用烧盐、热童便，三饮而三吐之，《千金方》系用极咸盐汤三升，热饮一升，刺口令吐宿食使尽，不吐更服，吐讫复饮，三吐乃住；静止。《景岳全书》用盐少许，于热锅中炒红色，乃入以水，煮至将滚未滚之际，搅匀试其味稍淡，乃可饮之，每用半碗，渐次增饮，自然发吐，以去病为度而止。

按吐泻不得、腹中大痛，为邪结中焦；盐咸能软坚，可破顽痰宿食，炒之则苦，故能呕吐；童便本为人身下降之液，性味咸寒，降火甚速。烧盐涌于上，童便泄于下，则中焦通而痛闷除。《千金方》不用童便，单用极咸盐汤热饮。张璐说："咸能下气，过咸则引涎水聚于膈上，涌吐以泄之也。"干霍乱或宿食为病邪阻隔于中焦，上下不通，致胸腹胀痛，用盐汤吐之，则塞可通，胀痛自止。此外，如由饱食气逆而致的食厥证，或由肝气郁极而致的气厥证，亦可用本方取吐，使气食通利，则厥证自愈。本方采用便易，效用又好。《千金方》说："此法大胜诸治，俗人以为田舍浅近之法，鄙而不用，守死而已。"汪讱庵说："方极简易，而有回生之功，不可忽视。"现代多用2%~4%的温盐开水，尽量灌服，并稍促速其饮，或加探喉，以催助其吐。亦有用2‰~5‰的硫酸铜（即胆矾）溶液150~250毫升灌服，亦可催吐，多用于磷中毒。硫酸铜极量一次0.6克，一日1.0克。

据近报道：用盐汤探吐，治疗嗜盐菌性食物中毒，能迅速缓解急性期的剧烈腹痛呕吐等症状，对纠正虚脱也有效果，可以不用抗生素，一般也不必输液。上海市纺二医院曾治40例因食梭子蟹中毒的患者，以盐15克加水至800毫升，温服催吐，吐后病情即好转，在1~1.5天内康复。

2. 莱菔子吐方

本方出自《景岳全书》，景岳称此方可代瓜蒂散、三圣散之属，凡邪实上焦，或痰或食或气逆不通等，皆可以此吐之，方用萝卜子捣碎，以温汤和搅，取淡汤徐徐饮之，少顷即当吐出，即有吐不尽者，亦必从下行矣。又法以萝卜子为末，温水调服一匙，良久吐涎沫愈。

《丹溪心法》中说："用萝卜子五合，擂，入浆水滤过，入清油、白蜜少许，旋半温，用帛紧束肚皮，然后服，以鹅羽探吐。"景岳此吐方当本丹溪之方而来。按莱菔子有下气消痰、宽中化食作用，一般多微炒用，但生服性升，较能涌吐，故本方以生用为佳。据现代资料：莱菔子含脂肪油，油中有芥酸甘油脂及微量挥发油，口服后可有刺激胃黏膜引起呕吐作用，但药性尚平和，远较藜芦、瓜蒂之有毒性能伤胃气者为优，故王旭高的方歌注，嘉为平稳，然恐未能作吐，服时须多饮暖水后，并以指探喉助吐。

3. 参芦散

治虚人痰涎壅盛、胸膈满闷、温温欲吐者。方为人参芦研末，水调下一二钱。

汪讱庵说："病人虚羸，故以参芦代藜芦、瓜蒂。宣犹带补，不致耗伤元气。"若痰热为患者，可加竹沥以清热滑痰。服后不吐者，用鹅翎探喉间以助之。另有当归汤，亦主吐虚痰，方为当归五钱，甘草头一钱，参芦一钱，逆流水煎。据吴仪洛《成方切用》说："体弱痰干而吐不出者，此方神效，虽吐而不伤气血也。"

按吐剂吐法之猛峻与缓和，一方面在其药性之有毒与否，一方面在其用量之多寡与催吐时间之久暂，这些方面都有密切的关系。参芦散或当归汤虽属缓和吐剂，如量多吐剧，亦能伤正，虚人仍须慎用并注意其用量和服法，不能以其"宣犹带补，不伤元气"而任意滥用。

（三）非吐剂的吐法运用

有些用方药虽非吐剂，但在服药中或服药后加用引吐方法，也可以达到涌吐的治疗目的，如《丹溪心法》在治小便不通章中说："小便不通，有气虚血虚，有痰闭、风闭、实热。气虚用参、芪、升麻等，先服后吐，或参、芪药中探吐之；血虚，四物汤先服后吐，或芎归汤中探吐亦可；痰多，二陈汤先服后吐。以上皆用探吐法。若痰气闭塞，二陈汤加木通香附探吐之，以提其气，气升则水自降下，盖气承载其水也。"《医学心悟》论吐法章中说："有不可吐而又不得不吐者，予尝治寒痰闭塞、厥逆昏沉者，用半夏橘红各八钱，浓煎半杯，合姜汁成一杯，频频灌之，痰随药出则拭之，随灌随吐，随吐随灌，少顷，痰开药下，其人则苏，如此者甚众。又尝治风邪中脏将脱之症，其人张口痰鸣，声如曳锯，溲便自遗者，更难任吐，而稀涎皂荚等药既不可用，亦不暇用，因以大剂参、附、姜、夏浓煎灌之，药随痰出则擦之，随灌随吐，随吐随灌，久之药力下咽，胸膈流通，参附大进，立至数两，其人渐苏，一日之间，参药数斤，遂至平复，如此者又众。又尝治风痰热闭之症，以牛黄丸灌如前法。更有牙关紧急闭塞不通者，以搐鼻散吹鼻取嚏，嚏出牙开，或痰或食，随吐而出，其人遂苏，如此者尤众。盖因证用药，随药取吐，不吐之吐，其意更深。此皆古人之成法，而予稍为变通者也。"

上所引述，皆是用药非吐剂，而是在服药中加用探喉引吐或频服催吐的方法，以达到其涌吐的治疗目的。探喉引吐法最方便有效，如患者能合作，可嘱其自以指探喉引吐。如患者神志不大清醒不能合作，可由其家人协助开口，取洁净鹅翎或筷子裹软棉等探触其咽喉部，如初次恶心未吐者，可再次探触，都可引出呕吐。另一法是用频频灌服以催其吐，使其饮下汤药不待流入肠内而充满胃中，因而涌溢上吐者。笔者遇到误食毒物的病人，常令其多饮盐开水后，再加皮下注射阿朴吗啡（又名去水吗啡），数分钟后，即可呈现大量呕吐，然不及多饮和探喉的催吐法之方便，且又较少吐后晕眩之副作用。

（四）倒仓法

此法载于《丹溪心法》，治脏腑胃肠经络宿滞、诸药不效者。是运用有营养性的牛肉汤液频频饮服，促使吐利，直至宿滞排尽方止。其法如下：

用黄牡牛肉肥嫩者三三十斤，切碎洗净，用长流水桑柴火煮炼，滤去滓取净汁，再入锅中，文武火熬至琥珀色则成矣。择一净室明快不通风者，令病人先一夜不食，坐其中，每饮一盅，少时又饮，积数十盅，病在上者必吐，病在下者必利，病在中者吐而且利，视所出物可尽病根乃止。连进之急则逆上而吐多，缓则顺下而利多，视病之止下而为缓急。吐利后必渴，不得与汤，其小便必长，取以饮之，名轮回酒，非唯止渴，且涤余垢。行后倦卧觉饥，先与米饮，次与稀粥，三日后方与厚粥软米饭菜羹，调养半月一月，精神焕发，沉疴悉瘥矣，须戒色欲半年，戒牛肉数年。

朱丹溪说："积聚久则形质成，依附肠胃回薄曲折之处以为窠臼，岂铢两之丸散所能窥其藩蓠乎？肉液充满流行，无处不到，如洪水泛涨，浮荃陈朽皆顺流而下，不得停留，凡属滞碍一洗而空，泽枯润槁，补虚益损，宁无精神焕发之乐乎？其方传于西域异人。中年后行一二次，亦却疾养寿一助也。"王纶说："牛肉补中，非吐下药，借补为泻，以泻为补，亦奇方也。"笔者十多岁初学中医时，见我七堂兄国琛为长堂兄斗南治疗顽久胃痛病，各药无效，后用此倒仓法才治愈，我亲见家人在熬炼大量牛肉汁及闭户饮汁引致吐下的情况，印象特深。后来我在医院遇到顽久胃病（溃疡病）而屡治不愈的病人，曾采用饥饿和输液疗法，即不令进食，只饮些稀薄流质，使胃肠内全无渣滓食物，每日营养靠静脉滴注维持，后乃得到治愈，就是从这种倒仓法的治效中悟出的。

（五）吐法方药煎服法

1. 煎法

据尤生洲《寿世青编》说："煎探吐痰饮之剂，当用武火，取其急速而发吐之也。"吐药一般多作散剂，仲景瓜蒂散是用香豉煎取浓汁调服。张从正三圣散是用酸菜汁合该药末煎二三沸（轻煎）后澄清，徐徐服之。《药治通义》引《医宗金鉴》说："凡服吐药汤及调散，或用酸米汤，或用白汤，或用稀米粥。"古人调服吐药，特用酸菜汁、酸米汤，并嘱用武火轻煎，皆取其"酸苦涌泄"及"轻煎气浮"有助涌吐上焦病邪之意。

2. 取吐方法

吐法有数种，要选其适用之一种行之。

（1）一次吐净法：通用于新病食积或误食毒物不久，须及早吐之，并应一次吐净为宜。服吐药后如无吐意，须令自以洁净的手指或用洁净鹅翎刺激咽后壁及舌根部，反复行之，以引致呕吐。如吐不多，宜再强饮温汤以促其吐，直至停留的病害物吐净而觉心胸舒适乃止。

（2）多次吐净法：适用于积滞已久，病根深固，非一次可以吐净者，则应分多次吐之。每次取吐，宜择病人较舒服之时，先一夜进食稀粥，安睡至翌晨才行吐法。服吐药后，仍宜安卧勿动，因身体动摇恐即引致呕吐，即有小吐意，仍宜忍之，直至不能再忍时，才坐起作吐，这样才可使久积深固之物断续吐出。吐净后可休息一日或数日，再行吐法如前，直至病除乃止，如上段治疗作用三所引李士材治蔡景明医案的吐法是也。

（3）微吐稀涎法：适用于中风闭证，风痰壅闭，昏迷不醒，脉滑有力者，如上述稀涎散之服法是也。切不可使大吐，反于病不利。

3. 要选适宜的时地行之

取吐最好在室内无风而明净之处、清早晴暖之时行之。古人教人吐前先以布帘紧勒腹部，这可使吐时腹压较有力，并避免吐时内脏受到剧烈牵动。吐后胃气方弱，勿即进食稠浓或油腻及不易消化之食物。如口渴思饮，可先予淡盐汤或稀米粥为宜。

4. 防止剧吐不止

服用有毒吐剂，应自少量服起，未吐渐加，不宜大量顷服。如吐不止，一般可咽下生姜汁少许，或煎生姜红糖汤候稍冷饮之。如病人舌红少苔者，则饮冷米汤为宜。依古人经验：服瓜蒂散而吐不止者，用凉开水调服麝香一二厘可止；服三圣散者，用葱白煎浓汤服可止；服稀涎者，煎服甘草贯众汤可止。

五、对吐法的正确认识

吐法是一种逆反正常胃气下行的强烈冲逆动作，颇使人痛苦疲困，如应用不当，有时可很快出现恶劣后果，这是吐法不良的一面，故吐法历来为人们所畏用，认为吐法是一种原始而不科学的治疗方法。目前部分方书仍将吐法摒弃不予介绍。但吐法在治病上确有其不可磨灭的神奇效应，上述所引述的古今治案，已可见其优异治效之一斑。张景岳在《景岳全书》的痰饮篇后，记述其父亲运用吐法疗疾与养生保健的深切体会。给人颇多启发。现将这段记述抄录于下：

> "先君寿峰公，少壮时素称善饮，后年及四旬而酒病起，遂得痰饮之疾，多见呕酸胀满，饮食日减，眩晕不支，惊惕恍惚疾疟等症相继迭出，百方治疗，弗获寸效。因慕张子和吐法之妙，遂遵用之，初用独圣散、茶调散及蒸汁之类，一吐而稍效，再吐而再效，自此屡用不止，虽诸痰渐退，而元气弗复也。如此年余，渐觉纯熟，忽悟其理，遂全不用药，但于五鼓食消之后，徐徐咽气，因气而提，提不数口，而清涎先至，再提之则胶浊后随。自后凡遇诸病，无论表里虚实，虽变出百端，绝不服药，但一行吐法，无不即日尽却。后至六旬之外，则一月或半月必行一次，全不惮烦，而鹤发童颜，日增矍铄。斯时也赛（即景岳）将弱冠，渐已有知，恐其吐伤，因微谏曰：吐本除痰，岂诸病皆可吐耶？且吐伤元气，人所

共知，矧以衰年，能无虑乎？先君曰……夫百病所因，本自不一，何以皆宜于吐？如痰涎壅盛，格塞胃脘，而清道不通者，不得不吐也；积聚痛急，不易行散者，不得不吐也；胶固稠浊，非药所能消者，不得不吐也；痰在经络膜窍，及隐伏难状等痰，其藏深其蓄远，药所难及者，不得不吐也；此皆人所易知者也。又若风寒外感者；吐能散之，食饮内伤者，吐能消之。火郁者，吐能发越热邪寒盛者，吐能鼓动阳气；诸邪下陷者，吐有升举之功；诸邪结聚者，吐有解散之力。且人之百病，无非治节不行，吐能达气，气从则无所不从，而何有于病？故凡有奇怪难治之病，医家竭尽其技而不能取效者，必用吐法方见神功，此又人所罕知者也。再如生气之说，则不惟人不知，而且必不信，兹余力行身受，始悟其微，盖天地不息之机，总唯升降二气。升本乎阳，生长之道也；降本乎阴，消亡之道也。余之用气，借此升权，可疾可徐，吐纳自然之生意；无残无暴，全收弗药之神功。故凡吐之后，神气必倍王，尔之所见也；阳道必勃然，我之常验也。使非吐能生气，而能有如是乎？盖道家用督，余则用任，所用不同，所归一也，不惟却病，而且延年，余言非谬，尔切识焉。赛奉此教，常习用之，无不效如响应，第不及先君之神妙耳……

先君行吐之法，每于五鼓睡醒之时，仰卧用嗳提气，气有不充。则咽气为嗳，随咽随提，痰涎必随气而至，虽以最深之痰，无不可取，但最后出者，其形色臭味，甚有紫黑酸恶，不堪言者，所以每吐之后，或至唇肿咽痛，但以凉水一二口嗽咽解之，吐毕早膳，悉屏五味，但用淡粥一二碗，以养胃中清气。自四旬之后，绝不用酒。行吐法者四十余年，所以愈老愈健，寿至八旬之外，犹能登山及灯下抄录古书。后以无病辟谷，时年八十二矣。"

阅读上面景岳的这段记述，对吐法的应用价值，应该会有比较全面的认识。奈何近来部分方书却把吐法全部摒弃不谈，良可慨也！

六、注意事项

（一）前人对吐法事宜的嘱咐

《丹溪心法》说："吐时先以布帛紧束腰腹，于不通风处行此法。凡吐不止，麝香解藜芦、瓜蒂，葱白汤亦解瓜蒂，甘草总解诸药。"

《药治通义》引《医宗金鉴》说："凡煎吐药汤及调散，或用酸米汤，或用白米汤，或用稀米粥，须备十余钟，令病者顿服一盏，即用指探吐，药出再服一盏，亦随用指探吐，药出再服再吐，以顺溜快吐为度，则头额身上有微汗，所有病证减轻，即为中病，不必尽服余药。若过服之，即使病尽除，恐损胸中阳气也。"

日本医家永富独啸《吐方考》说："涌吐诸宿疴，当待邪之安静，气象如平人，而后下药；若方其炽盛，不唯无益，恐生他变。《内经》曰，'其盛者可待其衰而已'，是之谓也。其法先涌时一夜与食温粥，令满意厌饫，安卧于闲室，以诘旦日出，先四下帐幌，勿使风寒透入，室中设炭火两盆，要使和气颇氤氲。暑热不须设火。而令病者服药静息安卧二食顷，慎勿令转侧，转侧便即吐。顷之，觉心中愦闷懊侬将吐，宜强忍勿吐；若早涌出，则无益于疾。乃方其欲已不能已，迫其咽喉，使病者蹲坐，一人向前支额，一人从后拥而紧按心下，病者自以鹅翎或以指刺探喉中，即得快吐；则复令偃卧定息，顷寻再吐，若欲吐不吐者，但令微摇其体，频与沸汤，令其强饮，则复更吐，且吐且饮，大抵一朝吐五六回，乃觉心中洒然，是为药力尽也。于是却汤勿与……安卧至日晡所，乃与冷粥一杯，以和胃气。而后随证与药，除其余孽，则宿疴悉去矣。"

（二）笔者对吐法的综合认识

综上所述，结合笔者的经验认识，可概括如下：

1. 服吐药有三种方法

（1）先饮一部分，即行探喉取吐，吐后再饮再吐，直至感到心胸舒适为止。

（2）先饮一部分，不欲令其即吐，而令其安卧勿动，即有欲吐意，亦宜强忍，直至不可忍，才令坐起作吐。吐后少顷，复强饮令吐。一般宜多饮汤液，使停积的病害物能同汤液一起荡涤而出。如少饮汤液，胃中乏内容物，空作干呕，欲吐无物，徒增痛苦，而又不能将病害物吐出，空呕无益。

（3）另有一种是不欲令其呕吐，而只欲令其停留在恶心流涎的阶段，如上所述的服用稀涎散法，即是这种方法。以上三法，可依不同的治疗目的，而选用某一适宜的用法。

2. 紧束腹部

吐前宜先用布帛紧勒腹部，这可使吐时增强腹肌的收缩力量，又可避免吐时腹内脏器受到过剧的牵引冲动。

3. 护理方面

吐时及刚吐之后，病人体气虚乏，最易遭受风邪侵袭，故吐法宜在通气而无风吹的室内进行。吐后胃气有所损伤，应使有一段休息恢复的时间，不宜即进稠浓饮食，特别是油腻或难消化的食物，一般要候半日后才渐给清淡的流质饮食。如吐后奇渴求饮，亦可以清淡盐汤饮之，以后才渐进半流质饮食或软食。

4. 少量服起，中病即止

吐药多有毒性，各人的敏感程度不同，一般宜从少量服起，未吐渐加，以吐后舒适为度，不必尽剂。凡汗、吐、下等攻邪的方药，都宜中病即止，若过其量，反伤其正或致他变，尤其吐剂为然。

5. 剧吐的处理

服吐药后如呕吐甚剧或吐不止者，一般可嚼咽姜汁少许，或煎服少量生姜红糖汤，以复胃气，如舌红少苔者，可服食凉稀粥或凉开水。或据所服吐药的毒性而进行解毒处理：如服瓜蒂散者，用凉开水调麝香1~2厘以解之；服三圣散者，用葱白煎浓汤以解之；服稀涎散者，用甘草贯众煎汤以解之。此皆古人之经验。

（三）禁忌

《伤寒论》说："诸四逆厥者，不可吐之，虚家亦然。"张从正《儒门事亲》说："性行刚暴，好怒喜淫之人，不可吐；左右多嘈杂之言，不可吐；病人颇读医书实非深解者，不可吐；主病者不能辨邪正之说，不可吐；病人无正性，妄言妄从，反复不定者，不可吐；痛势峨危，老弱气衰者，不可吐；亡阳血虚者，不可吐；诸吐血、呕血、衄血、嗽血、崩血、失血者，皆不可吐。"

综上引述，都因吐法是一种逆反正常生理的强烈反射动作，全身都可受到影响，有时可使病变增剧，体质衰弱者，可有虚脱危险；所以对于老弱、幼儿、产后或失血等虚弱病人，一般均不宜使用。至于张从正所云，乃着重那种对吐法无信心及不能合作者而言。《素问》说"病不许治者，病必不治，治之无功矣"，即是此意。

第十一篇　下　法

一、含义及其发展概况

　　下法亦称泻下法或攻里法，其治疗对象为里实证，主要是指胃肠内有实质病邪的实证。下法就是运用具有泻下作用的方药，把胃肠内的实质病邪排出体外，从而使其所产生的病症得到消除或缓解的一种治法。另有一些病症，不一定是胃肠内有实质病邪，然而通过下法的通利作用，却可以使其病症得到消除或缓解，亦属于下法治疗的范畴。《内经》所谓"因其重而减之""其下者引而竭之，中满者泻之于内""其实者散而泻之""坚者削之，客者除之，留者攻之""实则泻之"等，大抵都是指下法而言。

　　里实证是指病位在里，病性为实之证，在这里主要是指病邪结实在胃肠里的实证，其临床表现一般为脘腹胀满，疼痛拒按，大便秘结，舌苔厚燥，脉象沉实有力等互有联系的一群症状。里实证因其致病的病邪不同，而有热结、寒结、燥结、水结、血结等不同的病症，因之治法相应的也有寒下、温下、润下、逐水、下瘀等不同。

　　下法在历代，上起岐黄、下迄今日，都被视为治疗疾病的重要方法之一。仲景的《伤寒论》和《金匮要略》中就有下法方剂30多方，在《伤寒论》的阳明病篇中，对于下法的应用，论述尤详。金代大医学家刘完素善治火热病症，对仲景下法有所发展，创制了三一承气汤、防风通圣散等下法和汗下双解的治法。稍后的张从正主张治病以攻邪为主，他说："夫病之一物，非人身素有之也，或自外而入，或自内而生，皆邪气也。邪气加诸身，速攻之可也，速去之可也，……邪去而元气自复也。"又说："下之攻病，人亦所恶闻也。然积聚陈莝于中，留结寒热于内，留之则是耶？逐之则是耶？（下之则）陈莝去而肠胃洁，癥瘕尽而营卫昌，不补之中，有真补存焉。"又说："刘河间（在大承气汤）又加甘草以为三一承气，以甘和其中，最得仲景之秘也。余尝以大承气改作调中汤，加以姜枣煎之，……治中满痞气不大侵者，下五七行，殊不困乏，次日必神清气快，膈空食进。"张从正用攻下法，并不局限于胃肠的积滞病症，他说："催生、下乳、磨积、逐水、破经、泄气，凡下行者，皆下法也。"明末吴又可对下法宜早提出新见解，他说："大凡客邪贵乎早治，乘人血气未乱，肌肉未消，津液未耗，病人不至危殆，投剂不至掣肘，愈后亦易平复；欲为万全之策者，不过知邪之所在，早拔去病根为要耳，……勿拘于下不厌迟之说。"（又说："凡下不以数计，有是证则投是药，……其中有间日一下者，有连下三四日者，有应连下生目间一日者，……至投承气，某日应多与，某日应少与，其间不能得法，亦足以误事。"说明吴氏在大胆运用下法之中，亦特具谨慎认真的态度。清代乾嘉间吴鞠通著《温病条辨》，在中焦和下焦篇中，根据温病的不同症情，创制了护胃、宣白、导赤、牛黄、增液及桃仁等六条承气汤及新加黄龙汤等新方，为下法增添了灵活运用的方剂。中华人民共和国成立以来，在中西医的合作诊疗下，许多急腹症运用中医的攻下法获得良好效果，从而减少了过去大多都采用手术治疗的痛苦。此外，对于暴发型痢疾、麻疹合并肺炎、乙型脑炎而见腑实证者，以及尿毒症、肝昏迷等危重病症，近来也多运用下法治疗，亦取得一定的治效。

下法有外导和内服两大法，外导法古代有蜜煎导及猪胆汁灌肠等法。现在要讨论的，主要为内服药的下法。

二、治疗作用

（一）通下便秘

腑实便秘，是应用下法的主症之一。便秘有单纯的便秘，有时不必用下法，如《伤寒论》第246条："小便数者，大便必硬，不更衣十日，无所苦也。"有的为胃强脾约而见尿数便硬者，可用润下缓下丸剂，如第249条的麻子仁丸证。有的为肠中液亏耗，大便硬结难下，亦不宜用攻下法，可待硬粪已下移近肛部，病人有自欲大便而难排出之际，即予因势利导的外导法，如第235条之用蜜煎导和猪胆汁灌肠法。吴鞠通在《温病条辨》创制增水行舟法的增液汤，以治邪去津枯之便秘，亦属于这类润下、缓下之治法。至于较复杂的便秘就应视其病邪种类和病症的严重情况，而采用相应的攻下方法，如伤寒热病中的腑实重证，除便秘外，复有腹满腹痛、日晡潮热、谵语、舌苔焦黄、脉象沉实等症状，这是由于邪热亢盛，内传入里，使体内许多代谢产物或其毒素，聚结于胃肠之内，不得排出，反而被吸收进入体内，从而产生严重的全身中毒反应症状，这种病症就应急用攻下方法，如第56、217、243、322等条的不大便，乃属不同程度的腑实重证，故都用承气汤类下之。这类证治，大便一通，内结邪热得到泄利，往往此前诸胀满、潮热、谵语等严重症状，即随之消除或缓解。

（二）泄热止利

下利，一般不宜用下法，特别是虚寒滑利之证，尤所戒忌。这里所指的是由于邪热滞结胃肠内所致的下利；这种病症，就应采用通里泄热的下法，里热清利，则下利自止。《内经》所谓通因通用，即指这类证治而言。论中第258、321、373等条和宋版《伤寒论》第5条的下利，均用承气汤下法治之。又第170条的下利用大柴胡汤主之。这些病症，都是属于邪热滞结在胃肠内的"热结旁流"的下利，故均采用下法以治之。第373条说"下利谵语者，有燥屎也，宜小承气汤"。条文既言下利，又称有燥屎，可知仲景所谓燥屎，不在大便的燥结与否，而是指胃肠内有邪热结聚而言。吴又可说："承气本为逐邪，而非喘为结粪设也；如必候其粪结，血液为热所搏，变证迭起，是犹酿病贻害，医之过也。况多有溏粪失下，但粪便极臭，如败酱、如藕泥，临死不结者，但得秽恶一去，邪毒从此而消，脉证从此而退，岂徒孜孜粪结而后行哉！"刘河间《保命集》用大黄汤治泄痢脓血稠黏、里急后重、日夜无度者，方中只用大黄一味。我们临床常用刘氏芍药汤以治痢疾，芍药汤方中亦用大黄，主用之以通导其湿热之积滞。服大黄后，常见大便转浓成形，下利次数顿减，而里急窘状亦随之缓解。痢疾病名古称滞下，以其由湿热郁滞而致之下利。刘氏用大黄以清除痢疾病因之积滞，与仲景用承气汤以攻下热结旁流之燥屎，实是同一意义。现代治疗中毒性痢疾，亦多运用下法而得到良效。

（三）清解腑实潮热

发热有多种，太阳表热证不能下，"少阳半表半里热证不能下，阳明的气分热证亦不能下，唯有阳明的腑实热证才能下。阳明腑实证的发热，多见于热病的中后期，其热多在午后或日晡益甚（日晡谓近晚的申时前后），称为日晡潮热，常伴见手足溅然汗出，便秘烦躁，甚或谵妄发狂。这种热证宜用承气汤类下之，腑实通下，内邪泄利，常即热退神安，病势顿见缓解。论中第 213、214、219、225、242、250、255 等条的潮热或蒸热，都属阳明腑实的发热，故都用承气汤类的下法治之。清末柳宝诒说："邪热蕴蒸，每每乘机入胃，热结于内而为可攻之证。盖胃为五脏六腑之海，位居中土，最善容纳，邪热入胃，则不复他转，故温热病热结胃腑，得攻下而解者，十居六七。"我们临床常遇到的感染性热病，在病程的初中期，邪热已渐入里而有阳明腑实的证候时，也常用清下双解或荡涤实热的下法，而得到良好治效。

（四）消除脘腹胀痛

脘腹胀满疼痛，多数为胃肠实热的里实证，采用下法治疗，常得显捷疗效。论中第 213、243、251、256、257 等条和宋版《伤寒论》第 13 条等的腹中满痛证，都为里实热证，故都用承气汤类的下法治之。《金匮要略》第

8 条："痛而闭者，厚朴三物汤主之。"第 12 条："按之心下满痛者，当下之，宜大柴胡汤。"这两条也是属于里实热腹痛应用下法治疗的例证。现代治疗急腹症如急性胰腺炎、胆囊炎、阑尾炎、肠梗阻等病的某种证型，据各地报道，多运用大承气、大柴胡、大黄牡丹汤等方加减为治，都取得显著效果。急腹症多数有显著的脘腹胀满疼痛症状。中医谓"六腑以通为用""不通则痛""通则不痛"，采用上述下法方剂加减为治，是符合中医辨证施治法则的。脘腹胀痛亦有属虚寒证的，《金匮要略》对此有简朴扼要的鉴别说法："病者腹满，按之不痛为虚，痛者为实，可下之，舌黄未下者，下之黄自去。"又有："腹满时减复如故，此为寒，当与温药。"这是说，如腹满而虚软不痛，或腹满而时减时胀者，多属虚寒证，这就不能用上述的下法治疗。

（五）排除宿食及其他病害物

中医所谓宿食，一般是指食物在胃肠内不能如常消化而停滞发病者，其见证大抵亦为脘腹胀满或疼痛，并有厌食、嗳气酸腐，或呕吐下利等症状。治疗多用消导法或消导泻下法，如服保和丸或枳实导滞丸等。重者古人多采用泻下法如承气汤等，因六腑以通为用，胃气以下行为顺，停滞不消的宿食经过泻下排出后，可使胃肠的功能恢复正常，张从正所谓"陈莝去而胃肠洁"，"次日必神清气快，膈空食进"者，宿食经过下法治疗后，常有这种愉快情况。《金匮要略》："脉数而滑者，实也，此有宿食，下之愈，宜大承气汤。"又有："下利不欲食者，有宿食也，当下之，宜大承气汤。"下法一般适用于宿食在胃肠的中下段者；如宿食在上脘，病大有泛泛欲吐之状，就要采用"其高者因而越之"的吐法治疗。现代对于误食毒物的治法，也是视其毒物当时所在的上下情况，而予不同的治法。如毒物尚在上部胃中，亦用吐法或洗胃的方法；如已入肠中，则给服泻下药，使毒物从下泻出；如毒物已被吸收到血内，多用输液等方法，使毒物逐渐从小便排出，这可补前人治法之不足。服用驱虫药，现常加服或配用泻下药，其目的也是想把虫体和药物余毒一起排出体外。

（六）攻逐水饮痰邪

水、饮、痰三者，都是人体的病理产物，但反过来又可成为病因而产生各种病症。临床上一些攻逐水饮痰邪的方药，大多是用于水、饮、痰等病的实证。如：

（1）大陷胸汤：为治水热互结的热实结胸证，而见心下痛，按之石硬，脉沉而紧，甚或从心下至少腹硬满而痛不可近者。

（2）三物小白散：为治寒实结胸，无热证者。

（3）十枣汤：为治悬饮，胁下有水气，咳唾引痛，脉沉弦者。

（4）己椒苈黄丸：为治肠间有水气，腹满，口舌干燥者。

（5）舟车丸：为治水肿水胀实证，腹坚气粗，二便秘少，脉沉数有力，形气俱实者。

（6）礞石滚痰丸：为治实热老痰证，痰稠喘咳，胸满痞闷，或发为惊狂者。

（7）控涎丹：为治伏痰胸膈间，胸背上下疼痛难忍，流走不定者。

上举诸方，其攻逐水饮痰邪的主药为甘遂、大戟、芫花、牵牛子、巴豆、椒目等，这些药物大都会强烈刺激肠壁蠕动，增加肠液分泌，从而引起峻烈泄泻，夺走体内大量水液，使病变部位之水饮痰邪在机体的自然调节下，逐渐消除。据各地报道，用上述等方剂加减以治疗渗出性胸膜炎、肝性腹水、心性或肾性的水肿等，取得一定的疗效。

（七）逐瘀通经

凡因跌打损伤，或产后恶露不下，或对内外出血处理不当，以致离经之血停留体内；或因邪气客于血脉，或因气机窒碍不利，导致血行阻滞，均可形成瘀血病症。古人治疗瘀血病症，特别是胸胁以下等软组织瘀血病症，常用大黄配伍桃仁等活血行瘀之药，以增强其通下瘀血的作用。仲景在《伤寒论》中有桃核承气汤和抵当汤，均为治疗太阳随经瘀热在里的蓄血证，二方之证均表现为少腹急结或硬满而痛、小便自利、大便色黑或下血、其人如狂或发狂等症状。唯桃核承气汤主用于瘀热互结之初期，瘀较轻而热较重者；抵当汤则治瘀结较久，瘀较重而热较轻者。《金匮要略》有大黄牡丹汤，治肠痛，少腹（右侧）疼痛拒按，时发热自汗复恶寒，其脉迟紧者。又有下瘀血汤，治产妇腹痛，或经水不利，为有干血（瘀）著脐下者。李东垣有复元活血汤，治跌打损伤，恶血留于胁下，痛不可忍者。《内经》有"血实宜决之"。丹波元坚在《药治通义》按语说："人有所堕落，恶血留内，腹中满痛，不得前后，先饮利药，此轩岐之下法也。"可见古人早有应用下法以治瘀伤病症的经验。现代山西医科大学第一附属医院治疗宫外孕而为腑实证的，亦多用下瘀的治法，谓可促进游离的血液较快吸收，减少内出血凝成较大肿块，又可改善胃肠消化而利营养的吸收。考大黄一药，色赤味苦，原为心肝二经血分之药，《神农本草经》称："主下瘀血，血闭寒热，破癥瘕积聚，荡涤肠胃，推陈致新。"说明大黄不仅能荡涤肠胃，又能下瘀破癥。现代药理学谓大黄能刺激大肠蠕动，可反射性地引起盆腔等邻近器官的充血，引致月经过多或流产。因之对于瘀血闭经或周围组织有瘀血的病人，采用通下瘀血的大黄复方，可使其局部充血，增强血液的循环代谢，从而使停滞的瘀血较快地吸收及新血较快地补充，此或即推陈致新之意乎？

（八）降火止血

有些病症由于火热上炎，而见颜面充血、眼目肿赤、头部胀痛，或口舌生疮、牙龈肿痛等上部的炎症；或火热上迫，损伤阳络，致血从上溢，而见衄血、吐血、咳血等上部出血。古人对这类病症，常用下法治疗，使热下降，火不上炎，则上部炎症或出血，可以得到迅速消退缓解。《金匮要略》有泻心汤，治疗吐血、衄血方中大黄与黄芩、黄连即用以清泻火热，使炎势下降，则上部的吐衄出血可以缓止。有些上部炎症，如口舌生疮的口腔炎，眼目肿赤的结膜炎等，仍用这类泻心汤治之，同样可收显效。此即古人所谓"上病下取"及"釜下抽薪"的治法。后人有用桃仁承气汤以治妇人倒经或瘀热上冲的吐衄，其治法、机制亦同。现代上海中医学院亦以泻心汤加味治疗支气管扩张大咯血十多例，获得良效。现代药理学谓大黄等泻下药，能刺激下部肠道与腹腔等的充血，可使上部远隔部位的血液趋集下部，因而可使上部的充血炎症和出血症得以消退或治愈。

三、原理及其治病机制

泻下是一种病理状态的表现，亦是一种保护性的反应；在误食某种不良食物或有毒的东西已至胃肠内，机体为了把这些不良或有毒的物质从肠内排出，常自发地产生泻下；另有某些病症的泻下，则没有保护性意义，反而于身体不利。故在运用泻下法时，要注意掌握在使之发挥有益的治病作用，而不宜使之导致对身体有害的地步；某种里热腑实的急重证候，急下固可以救阴，然而多下误下亦可以亡阴，要在运用之适当耳。清代汪切庵说："人之一身，元气周流，不能容纤芥之邪，稍有碍滞，则壅塞经络，隔遏阴阳而为病矣，或寒或热，或气或血，或痰或食，为证不一；轻则消而导之，重必攻而下之，使垢瘀尽去，而后正气可复。然攻下之剂，适事为宜，如邪胜而剂轻，则邪不服；邪轻而剂重，则伤元气，不可不审也。"

下法大抵具有通导大便、排除燥屎、荡涤实热、攻逐水饮及寒积病邪等作用，依上章列述的治疗作用，结合现代药理，其治病机制，约有下列数种：

（1）促进肠道推进蠕动，加速排便或产生泄泻，使肠道内有害物质从速排出。

（2）排出胃肠中的宿食积滞，使之恢复消化功能，而利营养吸收。

（3）排出胃肠内的结聚邪热，包括实热燥屎等病邪，从而解除其肠原性的中毒反应等严重症状。

（4）增加肠液的分泌和水液的排出，有利于停积水液病症的消退。

（5）增加肠部和腹腔的血流量，减少身体上部的充血症状，有利于上部的炎症和出血的消退和抑止。

（6）改善肠部及其周围组织的血行和代谢活动，有利于局部瘀血或炎症肿块的吸收与消除。

四、运用

下法在内伤杂病和外感热病的治疗方法上，均占有极其重要的位置，每种治法均各有其利弊两个方面，辨证施治时，要能正确运用，则可用其利而避其弊。已故名医蒲辅周说："下法，就是攻法，病邪在里则下之。下法也是急性热病常用之法，伤寒的阳明里热结实，温病在气分的热结肠胃，都要攻下，并有急下、可下、失下、误下之说。慢性杂病，有里实者，亦需攻下。应下失下，会造成严重后果；而表邪郁闭误下，则导致邪陷入里，延误病程，致伤正气，是为下而有损的后果，尚须警戒。攻下的目的，多是攻逐胃肠邪热结实，亦有泻水、逐痰、攻逐瘀血之用。病情不同，下法用药各异，常用有寒下、温下、润下和攻补兼施。毒火宜急下，风火宜疏下，燥火宜润下，食积宜消下，瘀血宜通下，水火互结宜导下。以上均须辨证分析。《伤寒论》提示里热结实有轻重缓急之分，故用方亦见大小调胃承气之别。……若当用大承气汤而错用调胃承气汤，剂量再大，也难见功。反之，若当用调胃承气汤而错用大承气汤，则要伤阴。……所谓误下伤阴（内为阴，脏为阴，指误下伤其脏气）寒下不当，亦伤胃阳。……所谓'急下存阴''下不嫌早'都是有的放矢，攻逐邪热，有故无殒，驱邪护正的手段。谨慎待之，方能做到'下而勿损'。"蒲氏这种说法，颇能道出下法的要义。

（一）下有寒温峻缓之分

下法用于里实证，运用时首先应辨别属于何种病邪的里实证，再视其病性的属寒属热和病势的轻重缓急，选用相应的适当方剂，只有这样才能收到显著的疗效，一般地说：热实证用寒下剂，寒实证用温下剂，水实证用逐水剂，血实证用攻瘀剂，久病缓病用缓下剂，新病急病用峻下剂。下剂又有汤剂、丸剂、散剂之分，一般地说，用于急病的荡涤实热者，宜用汤剂，如大承气汤之类；用于新病的表里双解者，宜用散剂，如防风通圣散之类，用于久病的攻逐瘀结者，宜用丸剂，如大黄䗪虫丸之类。伤寒热病的下法，多数用汤剂,宋版《伤寒论》云:"凡可下者,用汤胜丸剂。"论中 113 方,只有 5 方是丸剂,7 方是散剂,其余都是汤剂。第 107 条云:"伤寒十三日不解,胸胁满而呕,日晡所发潮热。已而微利,此本柴胡证,下之以不得利,今反利者,知医以丸药下之,非其治也。"第 108 条云:"伤寒十三日,过经谵语者,以有热也,当以汤下之。若小便利者,大便当硬,而反下利,脉调和者,知医以丸药下之,非其治也。"说明治疗里热实证的下法,宜用汤剂,不宜用丸剂,因丸缓留中,不能荡涤实热,反有滞邪不净之弊。论中下剂中的大陷胸丸和抵当丸,虽为丸剂,然用法均以水煮,使丸药溶为汤液服下;良以"汤者荡也",荡涤邪热瘀结的作用,远较丸剂峻利而净彻故也。

1. 里热实证

常用三承气汤,大承气为攻下实热具的峻剂,教材《伤寒论选读》仍依前人的归纳说法,谓大承气乃痞满燥实俱备,故方中以枳实消脘痞,厚朴除腹满,大黄荡实热,芒硝软燥结。小承气汤证以痞满为主而燥结不甚,故不用芒硝。调胃承气证以燥实为主,故芒硝量多于大承气;因痞满不甚,故不用枳朴,而代以甘草以和胃气。三承气虽同主阳明腑实,但调胃承气用于腑实初起而燥主在胃,大小二承气则腑实较甚,而实主在肠。《金匮要略》有厚朴三物汤,主治痛而闭者,药同小承气,只是厚朴量独重,当是气滞腹满较为突出。刘河间制三一承气汤,合三承气而一之,谓通治大小调胃承气汤证。临床处方,自可灵活运用。如腑实痞满不甚,而是胃火心烦较盛者,可用栀芩而不用枳朴如泻心汤、栀子金花汤之类;如属单纯的便秘缓证,可用缓下剂如麻子仁丸、五仁丸、润肠丸之类;至于水热互结之证,可选用大黄合甘遂等逐水方剂;瘀热蓄血之证,可选用大黄合桃仁等逐瘀之剂。上述下法治疗作用章内,对此已略言及,自可触类旁通,恕不繁赘。

2. 里寒实证

用温下剂,如:①大黄附子汤。用于寒实内结,便秘,胁下偏痛,发热,其脉紧弦者。②三物备急丸。用于寒滞食积,阻格胃肠,猝然心腹剧痛,脘腹高起,气急欲死者。③温脾汤。用于脾胃寒滞,腹痛便秘,手足不温，脉沉弦者。④附子泻心汤（本方为寒热合剂）。用于热痞而兼阳虚，证见心下痞，而复恶寒汗出者。上述诸温下剂，方中仍有苦寒的大黄一药。据现代药理学介绍，大黄确为泻下之良药，作用可靠，又不峻烈，其作用主在结肠下段；不影响小肠方面的营养吸收。故性虽苦寒，而温下剂亦尝用之。《内经》说："发表不远热，攻里不远寒。"说明一般的药性寒热，与其治疗功用，亦各有所偏长耳。温下缓剂如：①济川煎。用于老人体弱，肾阳不足，肠失温润的便秘。②半硫丸。用于老人命火虚衰的便秘。对于命火虚衰而溏泄者，亦有治效。

巴豆为热性峻下药，本草称为辛热有大毒，一般不入煎剂，多配入丸散剂应用。多用于寒积内阻，视其组方配药的不同，亦可用于热性内阻，如近人制巴漆丸（以巴豆、干漆为主药）治疗肝硬化腹水，巴黄丸（以巴豆、大黄为主药）治疗急重型和复杂型阑尾炎。三物备急丸近亦用以治急性肠梗阻。

（二）下有表里双解或先后之分

对于既有表实复有里实的证候，依仲景伤寒治法，一般是先解表，而后攻里；因表未解而先下之，可使表邪内陷，变证多端。如《伤寒论》中第34条："太阳病桂枝证，医反下之，利遂不止……"第163条："伤寒中风，医反下之，其人下利日数十行……"第134条："病发于阳，而反下之，热入因作结胸，……所以成结胸者，以下之太早故也。"这三条都是不应下而下或下之太早之故。如表已解，此时但有里实，就可用下法，常可一下而解。如第213条："阳明病脉迟，虽汗出，不恶寒者，其身必重，短气，腹满而喘，有潮热者，此外欲解，可攻里也，手足濈然汗出者，此大便已硬也，大承气汤主之。"第225条："二阳并病，太阳证罢，但发潮热，手足漐漐汗出，大便难而谵语者，下之则愈，宜大承气汤。"这两条说明外证已解，里已成实，即可用下法。

但有部分病症是表里病邪俱实俱急者，这就应采用解表与攻里同时进行的表里双解治法，仲景在《伤寒论》和《金匮要略》中也有此种方治，如厚朴七物汤为治"病腹满发热十日，脉浮而数，饮食如故者"，此乃太阳（脉浮发热）与阳明（腹满脉数）同病，故方中用大黄、枳、朴以攻阳明之实，用桂、甘、姜、枣以解太阳之表。又如大柴胡汤为治"太阳病过经十余日，反二三下之，后四五日，柴胡证仍在者（太阳转入少阳），先与小柴胡汤，呕不止，心下急，郁郁微烦者（兼入阳明），为未解也，与大柴胡汤下之则愈"此乃少阳与阳明同病，故方中用柴、芩、姜、半以和解少阳之邪，用大黄、枳、芍以攻阳明之实。刘河间更其突出地创制了汗下双解的名方——防风通圣散，为治风热壅盛，表里俱实的病症，方用荆、防、麻、薄以解表邪，硝、黄、栀、膏、滑以攻里和清热，更用术、芍、归、芎以健脾和血。王旭高谓："此为表里气血三焦通治之剂，汗不伤表，下不伤里，名曰通圣，极言其用之神耳。"临床用之以治表里风热壅盛，头痛口干、便秘尿赤，以及重症荨麻疹等，确有良效。

关于表里汗下先后问题，伤寒大法是先解表后攻里，这是基于《内经》"其未满三日者，可汗而已；其满三日者，可下而已"的大旨。意谓病在初期，表邪未解，宜先汗解；病期稍久，邪转入里，里已成实，则应下解。后人因此而有汗不厌早、下不厌迟之说。张兼善对此问题曾说："有言汗不厌早，下不厌迟，斯言何如？予曰：凡汗证固宜早，仲景谓不避晨夜者此也（此系据宋版《伤寒》例语）。夫下证须从宜定夺，当急则急，当缓则缓，安可一而概治。假如阳明病已有可下之理，但如面合赤色（指第 211 条），其在经之热犹来敛；又如呕多虽有阳明证（指第 209 条），谓热在上焦，未全入腑，皆言不可攻。凡此之类，固宜迟也。若阳明篇中言急下者，事不可缓，其可迟乎？所言从宜定夺是也。"（《药治通义》）

戴北山对此有不同说法，他说："时疫（陆九芝与何廉臣均称是指温热病，下同）下法与伤寒不同，伤寒下不厌迟，时疫下不厌早，伤寒在下其燥结，时疫在下其郁热伤寒里证当下，必待表症全罢；时疫不论表邪罢与不罢，但兼里症即下；伤寒上焦有邪不可下，必待结在中下二焦方可下，时疫上焦有邪亦可下，若必待结至中下二焦始下，则有下之不通而死者。伤寒一下则已，仲景承气语方，多不过三剂；时疫用下药，至少三剂，多则一二十剂者。"（《广温热论》）戴氏此说乃本于吴又可《温疫论》的大意，并结合自己的临床经验而加以演绎的。

笔者认为，表里先后问题，应以具体病症的表里病邪，轻重缓急如何而定，不应以伤寒温病而硬性地异其汗下先后。仲景论中原有先解表后攻里，先温里后攻表，以及表急救表、里急救里等不同治法。日本医家丹波元坚对此有重要解释，他说："表热里虚，则必先里而后表，何也？先实里者，恐脱候候至，邪亦从陷也；里既实而后从事于表，亦不为迟。设先救表，则虚耗之阳随汗益夺，岂望邪气外散耶？表热里实，则必先表而后里，何也？先攻表者，恐表邪并入、里热壅重也；表既解而后从事于里，亦不为迟；设先攻里则胃空邪乘，遂为坏病，岂望邪气内解耶？"（《药治通义》）。笔者认为，伤寒与温病的治法虽有所不同，然对此表里寒热虚实的治则大纲，自亦不能逾越。假如温病而证主在表、里实不甚者，亦不能以"温病下不厌早"而贸然先行攻下。戴氏所谓"表邪罢与不罢，但兼里证即下"，和"土焦有邪亦可下"云云，似有不全面的一偏语病，这只能适用于里热为主而表邪为次之证，如温病常用的凉膈散方证之类。凉膈散方中有硝、黄、甘草，为调胃清热下燥之品，但又有重量的连翘及薄荷、竹叶等以清散肺胃心胸之热，实是表里双解之剂，主用于上中二焦邪热炽盛为主之证，非可用于中下二焦的结热实证。笔者认为仲景所言，乃治病大法；戴氏所言，只是部分病症的治法。在表邪未解、里实又甚者，伤寒、温病都可用表里双解法，同时又要视其表证与里证的寒热轻重主次如何，而权衡其表药与里药的品类和轻重比重，只有这样才是合理的治法。

（三）下有攻补兼施或先后之分

病有邪甚实而正甚虚者，攻邪则虑正虚不支，补正则恐邪实愈壅。对于这种病症，古人有运用补泻兼施的治法，既去邪又扶正，可免上述偏失之弊。临床上有些病症，因正虚而肠运无力，单用泻剂而燥屎终不能下；也有些病症，因阴液被邪气消泺，肠中干枯，而燥屎亦不能下，这时可运用攻下药与补气药或与滋养阴液药同用，就可收到通下燥屎之效。吴又可曾云："如人方肉食而病适来，以致停积在胃，用大小承气连下，唯是臭水稀粪而已；于承气汤中但加入人参一味服之，虽三四十日所食之完谷及完肉于是方下。盖承气藉人参之力鼓舞胃气，宿食始动也。"（《温疫论》）日本医家丹波元坚在此引文后附言："今试有阳明病，其人素虚，虽用承气，胃气不能施布，仍遵此（加参）法，始得快下者，盖不啻停食为宜也。"（《药治通义》）仲景在治疗下后邪陷、胸满烦惊、谵语身重的虚实表里错杂，用柴胡加龙骨牡蛎汤。方中即有大黄与人参合用。后世方如：①黄龙汤（三一承气汤与参、归、桔梗、姜、枣合用）为治气血受伤，又有阳明腑实之证；②增液承气汤（麦、玄、地、合硝、黄），为治温病热结阴亏、燥屎不行，下之不通者；③养营承气汤（归、地、芍、知、合小承气）为治数下亡阴、唇燥口裂、身热渴饮、腹硬满痛、大便不通者；④玉烛散（四物合调胃承气汤），为治妇人血虚，里热便结者。

中医应用下法，常用复方，随证配伍各类药物。泻药与补药合用，热药与寒药合用，是不是会相抵其作用呢？关于这个问题，清代名医徐灵胎说："古方所以有攻补合用之法，疑之者曰，两药异性，一水同煎使其相制，则攻者不攻，补者不补，不如勿服；若或两药不相制，分途而往，则或反补其所当攻，攻其所当补，则不唯无益，而反有害，是不可不虑也。此正不然：盖药之性，各尽其能，攻者必攻强，补者必补弱，犹掘坎于地，水从高处流下，必先盈坎而后进，必不反由高处流也。大黄与人参合用，大黄必能逐去坚积，必不反伤正气；人参自能充盛正气，决不反补邪气。小柴胡汤用柴胡以驱少阳之邪，柴胡必不犯脾胃，用人参以健中宫之气，人参必不入肝胆；则少阳之邪自去，而中土之气自旺，二药各归本经也。根据古人经验及笔者临床观察，攻补药及寒热异性药同用，若辨证与用方配药得当，是不会相抵或起相反作用的。人体各部器官组织对各种药物，各有其选择即归经的作用，不全像试杯那样酸碱合用即中和相抵的情况。

有些病症是不适合攻补兼施的治法，而须先补后攻或先攻后补地分阶段进行。关于攻补先后问题，张景岳说："无虚者，急在邪气，去之不速，留则生变也；多虚者，急在正气，培之不早，临期无济也。微虚微实者，亦治其实，可一扫而除也；甚虚甚实者，所畏在虚，但固守根本，以先为己之不可胜，则邪无不退也。……实而误补，固必增邪，犹可解救，其祸小；虚而误攻，真气忽去，莫可挽回，其祸大。此虚实之缓急，不可不察也。"（《类经》）。吴又可则说："病有先虚后实者，宜先补而后泻；先实而后虚者，宜先泻而后补。假令先虚后实者，或因他病先亏，或因年高血弱，或因先有内伤劳倦，或因新产下血过多，或旧有吐血及崩漏之证，时疫将发，即触动旧疾，或吐血或崩漏，以致亡血过多，然后疫气渐渐加重，以上并宜先补而后泻，泻者，谓疏导之剂，并承气下药概而言之也。凡遇先虚后实者，此万不得已而投补剂一二帖，后虚证少退，便宜治疫，若补剂连进，必助疫邪，祸害随至。假令先实而后虚者，疫邪应下失下，血液为热搏尽，原邪尚在，宜急下之，邪退六七，宜急补之，虚回五六，慎勿再服，多服则前邪复起。下后必竟加添虚证者方补，若以意揣度其虚，不见虚证，误用补剂，贻害不浅矣。"（《温疫论》）。丹波元坚说："大抵邪不解，则不受补，有邪而补，徒增壅且积日之虚，岂暂补所能挽回乎？……在仲景法，则汗后胀满，是自虚而实，故用且疏且补之剂（指第66条）；五劳虚极，因内有干血，是自实而虚，宿食脉潘，亦自实而虚，故一用大黄䗪虫丸，一用大承气汤，盖干血下而虚自复，宿食去而胃必和也。"（《药治通义》）。上举三家之说，归纳起来，即前人急则治标、缓则治本之意，唯张氏重在治本，后二氏则急在治标耳。然标本缓急，有时可以相互转化，临证施治自宜灵活掌握，随机应变，不能胶柱鼓瑟也。

五、注意事项

（一）煎药方法

各种下法方药可因其使用目的不同，而有不同的煎法。如三承气汤的煎法：大承气汤为峻下剂，方中的大黄是后入轻煎；小承气、调胃承气汤是和下剂，方中的大黄即与他药同煎。据现代药理研究，大黄含有蒽醌苷和鞣质这两类成分，前者有泻下作用，为主要成分，但具有挥发性，久煎可因挥发损失而减弱其泻下作用，后者有收敛作用，为次要成分，它无挥发性，久煎则溶出量更多，可加强其收敛作用。因此大黄轻煎则泻下力峻快，久煎反使泻下力缓弱。古人对三承气汤的不同煎法，使它发挥不同的作用，是符合现代药理研究的。

大陷胸汤是先煎大黄，去滓入硝令溶解，再入甘遂末调和服之。大陷胸丸是硝、黄、杏、苈先合成丸剂，然后合蜜与甘遂末一同煎服。盖汤取其快峻，故甘遂末不经煎而调药汤服；方后故云"得快利止后服附。"丸则取其缓下，故甘遂末合蜜与丸一同煎成汤服，方后故云"一宿乃下，如不下更服"。

大黄附子汤的煎法云："水五升煮取二升，分温三服；若强人煮取二升半，分三服。"为什么强壮人的药可稍轻煎？因为本方内有大量的附子和大黄，均系峻药，须浓煎分服，以免药力过猛，如是强壮人，较能耐受峻药，故可稍轻煎服，以求捷效。于此可见同一方剂，对病人体质的强弱，其煎法亦有所不同。

(二) 服药方法

攻下汤药，一般宜空腹温服，或饭前温服，作用较好。得利见效则止，勿过攻之，过则伤正。（温病中有个别证治须连下多次者除外）

大承气、小承气均为荡涤肠腑实积之攻下剂，大承气为峻剂，小承气为轻剂，其服法均云"分温再服，得下余勿服"；调胃承气为调和胃腑之缓下剂，其服法则云"少少温服之"。

麻子仁丸的服法是"饮服十丸，日三服，渐加，以知（效）为度"，这也是取其缓下和逐渐加多的慎重服法。

十枣汤的服用法是："先煮（煎）大枣肥者十枚，去滓纳药末，强人服一钱匕，羸人服半钱（匙），温服之，平旦服。若下后病不除者，明日更加半钱（匕）得快下利后，糜粥自养。"这里的强人服一钱匕，羸人服半钱匕，与上述煎法的大黄附子汤强人轻煎、弱人浓煎之理同。为什么服药时间要选在"平旦"等问题？都有重要意义，不宜忽视。据笔者过去多年在中医院病房的临床观察，对此深有体会。当时病房收住的多数是一些顽固的鼓胀水肿等慢性病种的患者，初时应用剧泻水剂，对于服药时间不大注意，常与一般病人的服药时间同在午前或午后服下，结果泻下作用不畅利，同时又因脘腹受峻药刺激而痛闷不适，影响到三餐的食养。后来改在平旦即天将晓时空腹服之，则泻下畅利，又不影响到三餐的食养。峻泻药有些人对此甚敏感，服量稍多，即泄泻难堪，故初服量宜少；如隔日再服，可稍加其量，因病人对此已渐有耐药性，如不加量，则泻少而难畅利。但峻泻药又不能时常频服，如不得已亦须隔日或隔数日再服。得畅利后，只宜清淡稀粥自养，不宜早进油腻或不易消化之食物。

（三）禁忌证

1. 表邪未解

中医治疗大法，凡表证未罢者，一般不宜用下法，因恐表邪乘下内陷，产生其他变证。《伤寒论》中第 44 条："太阳病，外证未解，不可下也，下之为逆。"即明确地提出这种戒忌大法。如太阳与阳明合病，而病症是以太阳表证为主者，亦不可下，如第 36 条："太阳与阳明合病，喘而胸满者，不可下，宜麻黄汤。"如病已大部分转属阳明，而表邪尚未全罢，亦不宜下，如第 213 条："阳明病……若汗多微发热恶寒者，外未解也；其热不潮，未可与承气汤。"

2. 邪在半表半里

邪在半表半里的少阳病位，汗吐下等治法均非所宜。如第 266 条："伤寒，脉弦细，头痛发热者，属少阳，少阳不可发汗，发汗则谵语。"第 265 条："少阳中风，两耳无所闻，目赤，胸中满而烦者，不可吐下，吐下则悸而惊。"病在少阳，一般只宜小柴胡汤类和解之。即使病已转入阳明，而尚见少阳喜呕之证，亦不宜用。第 209 条："伤寒呕多，虽有阳明证，不可攻之。"病虽属阳明，而邪热尚郁结在上焦的心下或在经的气分阶段，而未入腑成实者亦不宜下，如第210条："阳明病，心下硬满者，不可攻之。"第211条："阳明病，面合赤色，不可攻之。"

3. 脾胃虚寒

脾胃虚寒，治疗大法宜用温补，忌用攻下。第273条："太阴之为病，腹满而吐，食不下，自利益甚，时腹自痛，若下之必胸下结硬。"太阴病即脾胃虚寒的病症，若以其腹满时痛而误下之，则客气乘虚内结，可更见胸下结硬的变证。太阴病有时也可见腹满实痛而用桂枝加芍药大黄汤的治法（见第279条），但因本质虚寒之故，故第280条说："太阴为病，脉弱，其人续自便利，设当行大黄芍药者，宜减之，以其人胃气弱易动故也。"不仅太阴病，阳明病见胃虚不能食，也不宜用攻下法，第199条："阳明病不能食，攻其热必哕，所以然者，胃中虚冷故也；以其人本虚，攻其热必哕。"

4. 阳虚、阴虚、血虚

阳虚常见肢厥脉微，阴虚常见津缺脉细，血虚常见眩晕、脉弱或涩。三者治法均宜用补，忌用攻下，攻之则使虚者益虚，是犯"虚虚"之戒。第286条："少阴病脉微，不可发汗，亡阳故也；阳已虚，尺脉弱涩者，复不可下之。"注称尺脉弱涩，谓阴血亦虚；此条即概言阳虚、阴虚、血虚皆不宜下。第330条："诸四逆厥者，不可下之，虚家亦然。"第347条："伤寒五六日，不结胸，腹濡，脉虚复厥者，不可下，此亡血，下之死"。此即告诫对于阴阳气血俱虚的病人，若误下之，可有虚脱死亡的危险。

5. 孕妇、产后、经期中、痔疾出血者

攻下剂引起剧烈泄泻，使肠腔蠕动亢进，可引起肠腔以外的一些器官产生充血等变化，而出现月经过多、孕妇流产、产后血虚、乳汁减少等病变，故在月经期中、孕妇、产后等均忌用泻下剂，尤其峻泻剂。痔疾易出血患者，亦忌用攻下剂，因泻下频繁，常可使痔血加重。

6. 脐周动气

脐部上下左右发现筑筑然跳动，古人认为这是脏气虚衰或脏气不调之故，对于汗、吐、下等攻邪的治法，均应戒忌。解释见上篇汗法的禁忌。

第十二篇 和 法

一、含义及其发展概况

和法，亦称和解法，是运用具有疏泄病邪或调和病机，或寒热虚实和合调理而且作用比较缓和的方药，使其治疗的病症达到和解的一种治疗方法。其治疗对象为外感热病之邪在半表半里的病症，或内伤杂病之脏腑病机不和或寒热虚实参杂的病症。

此外如运用按摩、导引、气功、针灸等方法，借以和调气血、调整机体功能，从而达到缓解或治愈某种病症，以及保健身体的目的，亦属于和法的范畴。

和法的内容含义，古今不尽一致。《内经》无明言和解的治法，只在《素问》中有"佐以所利，和以所宜"和"疏其血气，令其条达，而致和平"的笼统说法。仲景书中亦无明言和解的治法，《伤寒论》第386条"吐利止而身痛不休者，当消息和解其外，宜桂枝汤小和之"，乃论中条文明确指为"和"或"和解"的唯一方治。此外第70条，"发汗后恶寒者虚故也；不恶寒但热者实也，当和胃气，与调胃承气汤"；第213条，"阳明病……其热不潮，未可与承气汤，若腹大满不通者，可与小承气汤微和胃气，勿令致大泄下"；第252条，"太阳病，若吐若下若发汗后，微烦，小便数，大便因硬者，与小承汤和之愈"。又《金匮要略》："病痰饮者，当以温药和之。"又有："心下有痰饮，胸胁支满，目眩，苓桂术甘汤主之。"从上引诸条文可以看出，仲景所谓"和"者乃指汗、下、温诸方治中之作用比较缓和者，与后世所称小柴胡汤为和解代表方的说法，其义则有不同。后世此种说法乃起于宋。成无己在《伤寒明理论》小柴胡汤方论中说："伤寒邪在表者，必渍形以为汗邪在里者，必荡涤以为利，其于不外不内、半表半里，既非发汗之所宜，又非吐下之所对，是当和解则可矣，小柴胡汤为和解表里之剂也。"其实《伤寒论》中并无明言小柴胡汤为和或和解的方治，只在第 233 条中说："阳明病，胁下硬满，不大便而呕，舌上白苔者，可与小柴胡汤，上焦得通，津液得下，胃气因和，身濈然汗出而解。"这是说小柴胡汤具有和胃气而出汗解外的功效，此条或即成氏称为"和解"方治之所本乎？

张景岳在《古方八阵》的和阵条序中说："病有在虚实气血之间，补之不可，攻之又不可者，欲得其平，须从缓治，故方有和阵。"又在《新方八阵》中说："和方之制，和其不和者也；凡病兼虚者，补而和之；兼滞者，行而和之；兼寒者，温而和之；兼热者，凉而和之。和之为义广矣，亦犹土兼四气，其于补泻温凉之用，无所不及，务在调平元气，不失中和之为贵也。"清初程钟龄《医学心悟》的论和法，则沿袭成无己的说法，他说："伤寒在表者可汗，在里者可下，其在半表半里者，唯有和之一法焉，仲景小柴胡汤加减是已。"但程氏在论和法之后又说："有清而和者，有温而和者，有消而和者，有补而和者，有燥而和者，有润而和者，有兼表而和者，有兼攻而和者，和之义则一，而和之法变化无穷焉。"是程氏复谓各种治法之中，又都各有其和法存焉，此与上述仲景书中所称的和法义，又有近似矣。戴天章《广瘟疫论》中说："寒热并用之谓和，补泻合剂之谓和，表里双解之谓和，平其亢厉之谓和。"从上引诸家说法，和法的含义，比较复杂，各人认识未全一致。当代已故名医蒲辅周在其《医疗经验》中的说法，则比较全面，他说："和解之法，具有缓和疏解之意，使表里寒热虚实的复杂证候，脏腑阴阳气血的偏盛偏衰，归于和平。寒热并用，补泻合剂，表里双解，苦辛分消，调和气血，皆谓和解。"现在医学院校教材《方剂学》和解剂的含义概念，则谓"凡是具有疏泄调和作用，以疏畅气机，调和脏腑，治疗少阳病，或肝脾、胃肠不和等证的方剂，属于八法的和法"。本篇的和法内容，大抵即依此旨意范围进行论述。

二、治疗作用

（一）和解少阳

和解少阳也称和解表里，即和解少阳病的半表半里之间的病邪。它与双解表里之治法不同，双解表里是治疗既有表证复有里证而表里两证俱急，必须同时进行汗下双解的治法。和解表里则是疏解在半表半里之间的少阳病邪。少阳病是介于太阳、阳明之间，其病位既非在太阳之表，亦非在阳明之里，故汗、吐、下诸法均非所宜，而是须用中和的和解治法，才能达到解除半表半里病邪的目的。古人谓少阳属胆，为清净之府，无出入之路，只有和解一法。少阳病的主症为往来寒热，胸胁苦满，心烦喜呕，不欲饮食；此乃邪滞少阳病位，而使少阳的枢机开阖不利所致。小柴胡汤可以和解少阳，疏利枢机，促使留滞在半表半里之间的病邪，顺从少阳枢机向外疏泄而解。后世蒿芩清胆汤治疗暑湿寒热似疟症，也是属于此类清解郁热、疏利枢机的和解治法。

此外如桂枝汤治疗营卫不和汗出恶风之太阳中风的表虚证，乃调和营卫，以解肌表外邪，亦属一种和解外邪的治法。王晋三《绛雪园古方选注》将桂枝汤列在和剂之首，即是此意。但一般都把桂枝汤列在解表汗法之内，称为解表之和剂。

（二）开达募原

吴又可《瘟疫论》说："疫者感天地之疠气，……其所客，内不在脏腑，外不在经络，舍于夹脊之内，去表不远，附近于胃，乃表里之分界，是为半表半里，即《针经》所谓横连募原者也。"吴氏谓瘟疫或瘴疟的病邪多伏于此半表半里的募原之处，其病候为憎寒壮热，寒热往来十日数发，发无定时，胸闷，呕恶，头痛，烦躁，舌苔厚腻。因瘟疫病邪多挟湿浊，疟疾邪气多挟痰滞，痰湿遏热，伏于募原，阻碍机体之表里出入及上下升降的功能，故发病如上。吴氏特制达原饮一方治疗此证，谓方中槟榔能消磨伏邪，并除岭南瘴气，厚朴草果能破戾气，除伏邪；三味协力，可直达病穴，使邪气溃散，速离募原。方中还有知母、芍药、黄芩、甘草四味，吴氏谓乃调和之品，如渴与水，非拔病之药。此方近人多用以治恶性疟疾和流行性感冒而有上述的证候。前代还有《济生方》清脾饮及截疟七宝饮，均为治疗痰湿疟疾的常用方，也是属于此类开达募原、祛痰除疟的和解治法。

（三）和理胃肠

胃主受纳，腐熟水谷；肠主受盛，传导清浊。如胃肠受邪，功能逆乱，则升降失常，清浊不分，邪正虚实寒热错杂，可以产生脘腹痞硬、胀满疼痛、恶心呕吐、肠鸣下利等胃肠不和的病症；此时就应使用调和胃肠的治法，使其升降复常、寒热得和，而后诸症可愈。临床常用方治如半夏泻心汤，能和胃除痞，主用于胃气不和、心下痞硬，或呕吐下利的病症；黄连汤能和胃降逆，主用于胃热肠寒、呕吐腹痛的病症；六和汤能和中化湿，主用于食伤脾胃、霍乱吐泻的病症。这类方治，都属于和理胃肠的治法。

（四）调理肝脾

肝与脾同居腹中，在正常的协调情况下，肝胆疏畅，可以帮助脾胃的消纳运化；脾胃健运，可以帮助肝胆的疏泄利畅。如肝脾不和，两相克侮，肝胆郁结，可影响脾胃的消纳运化；脾胃障滞，可以影响肝胆的疏泄利畅。肝脾不和的临床表现，多见脘胁胀痛、纳呆气闷等；治疗自应采用调和肝脾的治法。常用方治如：四逆散能疏肝理脾，主用于肝木气郁，脾阳不达，而见四肢厥冷、脘腹疼痛的病症；痛泻要方能泻肝补脾，主用于脾虚肝实、腹痛泄泻的病症；逍遥散能疏肝健脾，主用于肝郁血虚、胁痛蒸热，或月经不调等。这类方治，都是属于和理肝脾的治法。

（五）和调心气

心主神明，心气不和，常表现为神志方面的失常。真正严重的神志病变如癫狂等之属于阴阳虚实过极者，其治法须用吐下攻邪或偏于温清消补等法的相应重剂者，非本篇和法讨论范畴。这里所要论述的，是指心气与其他脏气失调而致的神志失和如心烦失眠、心神不宁等，其治法是采用比较平和的相应方药，以达到调和脏气、恢复神志正常的目的。例如，黄连阿胶汤之治疗肾阴不足、心火亢盛的心中烦不得卧；栀子豉汤之治疗病后余热、留扰心胸的虚烦不得眠；韩氏交泰丸之治疗上下心肾阴阳失交的怔忡无寐；以及百合地黄汤类之治疗百合病，甘麦大枣汤之治疗脏躁病，半夏厚朴汤之治疗梅核气等皆属之。

三、原理及其治病机制

病症的大纲，一般可以表、里、寒、热、虚、实六证分之，病得其一，则以汗、吐、下、温、清、消、补等的一法治之。然病有表、里、寒、热、虚、实兼杂互结为病，则非上述的一法所能治，而须用另一种和法以治之。它既不同于病为表里病邪俱实，而治须汗下双解之法；也不同于病为寒、热、虚、实俱重俱急，而治须温、清、消、补同时并进之法。

临床所见，病之初期，邪实于表者，治应汗解；邪实于里而在上者，治应吐解；邪实于里而在下者，治应下解。此类汗、吐、下治法，作用较为峻急，利在攻邪，多用于初期邪踞未久、去之较易的阶段，邪去则病解而正易复；如去邪迟缓，则迁延转变，病反难治矣。如病已进至某一中间层次，而在机体之内、脏腑之外的胸腹膈胁之间的腔膜，病邪在此，既非在表，也非在里，既非在上，也非在下，而是在机体的半表半里之间，乃少阳的机枢病位，此证对汗、吐、下三法皆非所宜，只能用中和的和解治法，着重在疏利机体中可开可阖的中间枢机，使病邪顺其枢转向外疏泄或从缓分消而解，如上治疗作用章节中所述之和解少阳或开达募原等治法是也。

病有寒、热、虚、实一方过极，表现为病症的甚寒、甚热、甚虚、甚实者，治应急速采用温、清、消、补等侧重一面的纠偏补弊治法，才能挽救此一方过极的急重病症。但如病症并非一方过极，而是由于脏腑相互之间的病机或病性的失和，或寒热虚实错杂互结，则不能用侧重一面的纠偏治法，而须用缓和的调和病机病性的治法，组方用药应温、清、消、补适当配合运用，共发挥调和治理作用，如上段治疗作用章节中所述的调和脏腑失和诸治法是也。

和法方治，大都是疏解病邪、开达郁滞、畅利气机，使少阳枢机开阖顺利，胸腹膈胁之间的气机升降出入和顺，一方面增强正气，一方面消除病因，运用扶正与祛邪同施的方法，组方多择作用较为平和的药品，以达到和解病邪及调和病机病性的目的。按现代医学理论来理解，和法的治病机制，可能属调整机体神经系统的协调功能，增强和改善机体的抗病能力和免疫功能，借以消除发病因子，恢复机体正常功能，因而有上述的和解治病作用。

四、运用

（一）方治的范围

和法乃程氏《医学心悟》所倡言的医门八法之一，后世多宗之。古代原无和法治则之说，前面和法含义章中已概言之。据仲景书中所言和解或和之方治，其意是指方治中作用比较缓和者，如《伤寒论》第 386 条称桂枝汤为汗法之和剂，第 70、213、252 条称调胃承气汤、小承气汤为下法之和剂，《金匮要略》称苓桂术甘汤为温法之和剂等即是其例。日本医家丹波元坚《药治通义》收集前代各家论述治法之说，内中对汗、吐、下、温、清、消、补等七种治法，均有专目，独无和法一目，他把程钟龄论和法之说并入清法目内一起论述。程氏之前张景岳创立医方八阵，内有和阵之设，其方治内容与程氏的和法略有不同。景岳的和阵方治内涵甚广，列入古方如小半夏汤、苓桂术甘汤、五苓散、猪苓汤、乌梅丸、二陈汤、平胃散、清脾饮、苏子降气汤、越鞠丸、鸡鸣散等 378 方，又张氏自制新方如金水六君煎、六安煎等 20 方，合计达 398 方，内容有祛痰、利湿、理气、治疟及其方药为寒热补泻和合组成的等类方剂。至程氏宗成无己所认为是和解剂之代表方的小柴胡汤，张氏则列入在散阵（汗剂）之内，不列为和阵之剂。清初王晋三（叶天士的老师）著《绛雪园古方选注》，把古方分为汗、吐、下、和、寒、温等六类方剂，王氏把桂枝汤列为和剂之首方，而不入汗剂之内。总之，前代对方剂的分类归属，各人认识不同，未能一致。本篇和法方治内容，大抵参考现代方剂学和解剂的概念范围，分为和解外邪及调和脏腑两大类：和解外邪包括和解少阳和开达募原两类；调和脏腑方面，除依方剂学所举出的调和肝脾、调和肠胃两类外，再增入调和心气一类。调和脏腑相互之间的失和，及调理其气血寒热阴阳的偏盛偏衰，其方治范例甚广，实难以尽举，这里只是择要示例而已，其余的学者可自触类引伸而会通之可也。

综合古今方例，和方之义，是具有和解、调和、缓和之意，即具有和解外邪热证、调和内脏失调、且作用比较缓和的方药，它不同于强烈攻逐病邪外出的汗、吐、下三法，也不同于专重一面的温、清、消、补等治法。

（二）少阳病和柴胡汤类的功用

少阳病为病邪留滞于半表半里之间的热病，它多见于邪气内入、正气较虚、正邪分争的持续阶段。少阳为三阳之枢，邪滞少阳，则枢机不利，此时临床表现为往来寒热、胸胁苦满、心烦喜呕、不欲饮食、口苦、脉弦等。小柴胡汤即为治疗此证的主方，亦即所谓和解的代表方。它不同于内外俱实证而用汗下并施的表里双解的治法，更不同于阳明白虎之清里，亦不同于太阳麻桂之发表，而是和解少阳、疏利枢机、助正祛邪，使在半表半里之病邪顺从少阳枢机，向外疏泄而解。它虽非解表发汗之方，但在服药取得效应时，常有微汗出的现象。《伤寒论》第104条："若柴胡汤证不罢者，复与柴胡汤，必蒸蒸而振，却发热汗出而解。"第233条："……可与小柴胡汤，上焦得通，津液得下，胃气因和，身濈然汗出而解。"此两条即是说明服小柴胡汤后，得到和解退热、疏邪外出的机转现象。又第107条："伤寒十三日不解，胸胁满而呕，日晡所发潮热，……先宜服小柴胡汤以解外，后以柴胡加芒硝汤主之。"从此条文亦可明确小柴胡汤为疏利枢机、导邪外出的方治。张景岳的古方八阵，把小柴胡汤列在散阵（汗剂），而不列入和阵之内，亦以其功用有疏导病邪向外散解之故。

小柴胡汤之所以用人参，正是由于少阳之受邪，为"血弱气尽，腠理开，邪气因入"的正虚之故。程钟龄解喻得好，他说："夫客邪在表，譬犹贼甫入门，岂敢遽登吾门而入吾室，必窥其堂奥空虚，乃乘隙而进，是以小柴胡汤用人参者，所以补正气，正气旺，则邪气无所容，自然得汗而解，盖由是门而入，复由是门而出也。"正是由于小柴胡汤有助正解邪之力，故仲景对于妇女产后，或经期中感受风寒，热入血室，正稍虚而邪稍滞延者，亦必用此小柴胡汤以治之。但如正不虚而邪较盛者，即不宜用参。观小柴胡汤方后加减法有云"若胸中烦，或外有微热，或咳者，均去人参不用"，可以知矣。程钟龄云："表邪失汗，腠理致密，贼无出路，由此而传入少阳，热气渐盛，此不关本气之虚，故有不用人参而和解自愈者，是知病有虚实，法在变通，不可误也。"

小柴胡汤不仅可治外感发热病，亦可以治内伤杂病，据近代熊东明等报道：用小柴胡汤以治内耳性眩晕，获得良好效果，认为本病表现为目眩耳鸣，头昏呕吐，严重者身不能动摇，动则呕吐不止，病变病机亦在少阳，故以小柴胡汤和解可愈。

少阳外邻太阳，内近阳明，病邪常有内外偏倚。若少阳而兼有肢节烦疼等太阳表证者，则用柴胡桂枝汤，此和而兼汗之法也。若少阳而兼有烦渴不呕、小便不利等水饮内停证候，或疟疾寒多微有热者，则用柴胡桂枝干姜汤，此和而兼温之法也。若少阳而兼有心下硬急，或便秘潮热等阳明里实证者，则用大柴胡汤或柴胡加芒硝汤，此和而兼下之法也。近今急腹症的新制方如清胰汤、清胆行气汤、清胆利湿汤、清胆泻火汤等（均天津市南开医院经验方），均由此大柴胡汤化裁制成，现已广泛为各地所常用。

清代俞根初制蒿芩清胆汤，亦为和解少阳，清泄半表半里邪热，又兼有化痰利湿、清胆和胃之力，用以治邪在少阳、痰湿化热、寒热似疟之证，为后代温病家所乐用。温病家多认为柴胡能劫肝阴，怕不敢用，故乐用青蒿代之，但疏泄肝胆郁热之力似不及柴胡。笔者应用蒿芩清胆汤，常加用柴胡以增强青蒿的清泄邪热之功，却未曾见有劫肝阴之弊。

柴胡性味苦平，或称微寒，为和解退热的良药。丹波元坚谓："其性启达郁阳，能清不表不里之热，又能凉血热，和肝气，配之补药，能治虚热，其用甚博。"现代药理实验，谓柴胡确有解热和治疟作用，经利彬氏《生物学杂志》报告：曾以大肠杆菌注射于动物，引起人工发热，然后用柴胡浸膏治之，结果小剂量无解热作用，中等量略使发热降低，大剂量方能使发热急速下降至常温。由此可知仲景小柴胡汤的柴胡用量，比其他药味的用量特多（仲景原方为柴胡八两，其他药为三两左右）。这符合现代药理实验的有效用量。目前已有制成柴胡注射剂，主治感冒、流感及疟疾等热症，效用良好。

（三）邪伏募原和达原饮类的功用

何谓募原？《灵枢》："是故虚邪之中人也，……留而不去，传舍于肠胃之外，募原之间，留著于脉，稽留而不去，息而成积。"《素问》："寒气客于肠胃之间，膜原之下。"又说："其间日发者，由邪气内薄于五脏，横连募原也。"王冰注："募原，谓膈募之原系。"又说："膜，谓膈间之膜；原，膈肓之原。"张志聪注："募原者，胃肠外膏膜。"吴又可《瘟疫论》："凡邪在经为表，在胃为里，今邪在募原者，正当经、胃交关之所，故为半表半里。"丹波元简说："膜，本取义于帷幕之幕，膜间薄皮，遮隔浊气，犹幕之在上，故谓之幕，因从肉作膜。其作募者，幕之误也。"综上《内经》与诸家之说，募原应在膈肌之下。胃肠之外，应是指横膈肌下与胃肠之间的网膜、系膜而言。古人想象这些网系膜，既不同于胃肠脏腑之里，又不同于体表经络之表，而是在这两者之间，故吴又可称为半表半里。吴氏以为《内经》既称疟疾乃由邪气横连募原，遂亦以为瘟疫瘴疟其证亦是寒热往来、胸闷呕恶，有似少阳半表半里证，当亦是由疫邪伏于半表半里之募原，邪与脂膜郁伏其间；湿遏热郁，阻碍机体之出入升降功能，故发病如此；因而特制此达原饮以开达募原、驱散病邪。方中多用开泄郁热、豁达痰湿之品，临床加减其方，以治瘟疫疟疾，确有良效。丹波元坚谓："此方（达原饮）亦胚胎于疗疟清脾饮诸汤，今质之视听，在京师（指中国）则盛称其有验。如东都（指日本）则用之少效，盖地气之使然也。然募原即半表半里之位，而其得病，实为少阳，乃是柴胡所主，岂须他求乎？"丹波主张仍用柴胡治疟为优。俞根初《通俗伤寒论》将达原饮去知母、芍药，加柴胡、枳壳、青皮、桔梗、荷叶梗以行气化湿，名为柴胡达原饮。雷少逸《时病论》治湿疟，亦用达原饮去知母、芍药，加藿香、半夏、生姜以破阴化湿，名为宣透募原法。俞雷两方，均为近世所常用。

常山为治疟良药，《金匮要略》即用其幼苗蜀漆以治疟疾，近世多用其根常山。《杨氏家藏方》截疟七宝饮亦用常山。邵步青《四时病机》加减达原饮，即用达原饮去芍药加常山、青皮、石菖蒲。常山有致呕副作用，近多用酒炒，或伍用半夏，可减少其副作用。

青蒿一药据现代药理实验介绍：其抗疟解热作用比现代抗疟西药之氯化喹林的功效更优。中医高校教材《内科学》治疗瘴疟，主用验方清瘴汤，方内即有青蒿、常山、柴胡这三种抗疟良药，以协同发挥抗疟解热的作用。

开达募原与和解少阳，其治法同为和解半表半里，法似同而治则异。前者主用于治疗痰湿遏热之瘟疫和瘴疟；后者主用于一般外感热病之少阳病症。

此外还有一种分消走泄、清化痰热的治法，如温胆汤加减之类，主用于邪留三焦、痰热阻遏，而见寒热起伏、胸腹痞闷的病症，这类方治与和解少阳和开达募原，亦为同一类的和解之法。

（四）脏腑不和及其方治的功用

脏腑不和的病症，范围甚广，如何辨识其病症，决择其方治，内科医书已详细载述，这里仅就前面所谈的胃肠肝脾及心气等方面不和的方治，略加阐述如下：

1. 和理胃肠

半夏泻心汤见于《伤寒论》，原治小柴胡证因误下而成的痞证。少阳病邪乘虚内陷，结于心下，形成寒热互结，升降失常，而致心下痞满，或兼见吐逆或下利等。方中姜、夏辛开散痞，芩、连苦降泄热，参、甘、大枣健脾和中，全方苦辛寒热补泻并用，和胃消痞，为临床常用良方。本方减干姜用量而加重生姜一味，名生姜泻心汤，治上证而较有水气呕逆症状者；本方加重甘草用量，名甘草泻心汤，治上证而较有中虚下利急迫症状者。大抵痞而下利者为虚，便闭者为实。三泻心汤证均痞而下利，故均用参、甘、枣而不碍于痞。黄连汤亦见于《伤寒论》，其方即半夏泻心汤加重黄连用量，复去黄芩而易入桂枝而成，治"胸中有热，臂中有邪气，腹中痛，欲呕吐者"。与半夏泻心汤证相较，同为胃中寒热交错、升降失调，但半夏泻心汤证的寒热病邪较轻，且较集中于心下胃部，故见证以心下痞满为主；黄连汤证的寒热病邪较重，且病位较大而及于腹部，故见证以腹中痛而兼见呕逆为主；心胸中热邪较重，故重用黄连以清泄其热；因胃肠中寒邪较重，故不用黄芩而加用桂枝，以助干姜温散其寒。两证均由胃中气虚、寒热逆乱，故均用参、半、甘、枣以和中降逆。

胃肠不和病症，在夏天气候失和或饮食失常的情况下，常致胃肠受伤，升降失司，而见脘腹痛闷、呕吐泄泻。临床上常用六和汤以和中化湿、调和升降。吴鹤皋说："六和者，和六腑也；脾胃者，六腑之总司，故凡六腑不和之病，先于脾胃而调之。"此亦为胃肠和解之剂。在上证而兼有寒热头痛的表证，则常用藿香正气散，此为和中而兼解表之剂。

2. 调理肝脾

（1）四逆散：原见于《伤寒论》少阴篇中，其主症为四肢厥逆，还有一些或然症。少阴病的四肢厥逆，多为虚寒证，治疗多以四逆汤的温法。此条四逆散证的四肢厥逆，则为肝木气郁、脾阳不达所致，故用柴、芍、枳、甘四味以调和肝脾、疏郁达阳，脾阳伸达，则肢厥自温。此方之四逆，与四逆汤证之四逆，其病机、病性大异，所以同列在少阴篇中者，正欲示人以知所鉴别。本方或然症的腹中痛或泄利下重，正是肝郁侮脾的表现，是重要的旁症，不宜忽视。本方现已广泛应用于肝脾不和之脘腹胁肋诸痛症，如胃神经痛、肋间神经痛及肝胆炎症之胁肋痛等。

（2）痛泻要方：原名白术芍药散，见《景岳全书》引刘草窗方，为治痛泻的要方。腹痛泄泻之证，成因甚多，此方证乃脾虚肝实，肝气乘脾，泻必腹痛，时痛时泻，反复不止。本方用白术以健脾止泻，芍药以平肝缓痛，陈皮理气和中，防风散肝舒脾。四药相配，可以泻肝木而补脾土，调和气机而止痛泻。防风原主外风，李东垣调补脾胃方中每加用之。东垣说："若补脾胃，非此引用不能行。"中医认识药物性用，多从其形色气味来理解分析，防风色黄质轻，味甘气香，能于土中泻木，升阳行气，故东垣每用之以泻肝舒脾，不能专视为祛除外风之药。本方临床应用：如便稀如水，可加苍术、车前；便如脓血，可加黄连、白头翁，后重再加木香、槟榔；如久泻气虚，应加炒制升麻。

（3）逍遥散：为治肝郁血虚的胸胁胀痛、食少倦怠，或见蒸热，或月事不调之常用方。肝主藏血，体阴而用阳，性喜条达而恶抑郁。如人忧闷不乐，则肝郁不舒，血养不足；又木郁则发，而侮脾土，故可出现上述诸症。本方中以柴胡、归、芍疏肝养血，茯苓、术、草理脾健运；又配少量姜、薄以助疏郁温运。全方肝脾并调，体用兼顾，功效显著。加丹、栀名加味逍遥散，用于上证而肝火较旺者；加生地或熟地名黑逍遥散，用于上证而肝血较虚者。

3. 和调心气

（1）黄连阿胶汤：出于《伤寒论》，其条文为"少阴病，得之二三日，心中烦，不得卧"。少阴为心肾二脏，此乃肾阴本虚，病后使之更虚，未能上济心阳，心火亢盛，未能下交肾阴，水火失济，形成此证，方用连、芩清心火，胶、芍滋肾阴，更用鸡子黄以调和阴阳，如是则水火交济，而病可愈。临床上常酌加枣仁、五味子、龙牡等以增强安神镇烦功用。

（2）栀子豉汤：亦出《伤寒论》，其条文为："发汗吐下后，虚烦不得眠，若剧者必反复颠倒，心中懊侬。此乃发汗吐下后已无实邪，而余热留扰心胸，使心肾水火不相交济所致。前人谓栀子色赤象心，味苦性寒，能导心火下行；香豉原物大豆，色黑象肾，制豉则质轻气香，能引肾水上升；两药相配，使水火交济，则心烦不眠自愈。

（3）交泰丸：见《韩氏医通》，亦治心肾阴阳上下不交，呈现心烦不安、下肢不温、怔忡无寐的病症。泰是卦名，乾下坤上。泰亦作安定解。此方重用黄连苦寒以降心火，少用桂心辛温以升肾阳，如是则上下相通、阴阳交济，而怔忡不宁安矣。

（4）百合地黄汤：《金匮要略》以治百合病，此病乃由心肺失调、百脉不和，呈现神志恍惚，变化不定，饮食、喜恶、言语、行动和自身感觉，均变幻无定，唯脉象微数，口苦尿赤，知其阴虚内热，故治疗主用百合地黄以润养心肺、凉血清热，并随证酌用知母、滑石、代赭石、鸡子黄、萎根，牡蛎等，以增强治疗各症的作用。

（5）甘麦大枣汤：《金匮要略》以治脏躁，患者喜悲伤欲哭，状如神灵所作，数欠伸等神态失常症状。此病多由情志有所刺激，肝郁神伤所致。《内经》谓："肝苦急，急食甘以缓之。"方中甘、枣以润中缓急，小麦以养心安神，药只三味，性味平和，而功效甚著，古今医家多常用之。

（6）半夏厚朴汤：《金匮要略》以治"妇人咽中如有炙脔"。后人称此为梅核气，亦多由肝郁痰凝气逆所致。本方能化痰开郁降逆，故主之。

上引诸例，都由心气与诸脏气失调，治疗都用平和方药以和调脏气，而疗效却甚著。

五、注意事项

（一）煎法

和法方药，一般不宜轻煎，亦不宜浓煎，只宜缓慢平煎。有些和法方剂如小柴胡汤、大柴胡汤、柴胡桂枝干姜汤、半夏泻心汤、生姜泻心汤、甘草泻心汤、旋覆代赭汤等，仲景都用去渣再煎的方法，先把药物与水同煮减半，或减至十分之六，再去渣单煎药汤减成半量，然后分次饮服。古人特定这种煎服方法应有一定用意，上列诸方都有半夏、姜、枣，其主治病症都有喜呕、嗳气或下利等胃肠不和的症状，可知此再煎法应具有加强调和胃肠逆气的药理作用。大凡数用急煎，取其气薄而荡散，久煎取其味熟而缓滞；去渣再煎，则气味取舍各半，可得阴阳调和之平。既不同于攻邪方剂之用急煎、轻煎，也不同于滋养方剂之用浓煎、久煎，而是采用此种平煎后再去渣重煎药汤的浓缩煎法，其目的是加强其和解病邪及调和胃肠逆气的缓和治理作用。近代日本医家丹波元坚在《药治通义》的"去渣再煎"章后按语说："仲景去渣再煎诸方，乃寒热杂合之剂，治病冷热相溷结在一处者，用此煎法为妙。"现在病家都怕麻烦，医生亦未特嘱按此再煎法煎服，临床上亦未进行再煎法与一般煎法的效果对照比较，其真正作用价值，有待今后的实践比较加以说明。

煎与煮二字的定义不同，煮是指物在水中加热使熟，如煮饭、煮菜；煎比煮为强，可使水分更浓缩，如煎熬食物或煎炼汤药。古代煎药叫煮不叫煎，再次熬炼才叫煎，如小柴胡汤是以水一斗二升"煮"取六升，去渣再"煎"取三升，初次叫煮，再次叫煎，即是之故。

(二) 服法

和法方药，一般都宜饭前温服。治疟疾的方药，都应于疟疾发作前 2~3 小时先服，方可截止其发作或减轻其症状。如在病发作时服之，反可加剧其发作症状。《素问》说："夫疟之未发也，阴未并阳，阳未并阴，因而调之，真气得安，邪气乃亡；故工不能治其已发，为其气逆也。"《景岳新方》治久疟的何人饮方后云："于发前二三时温服之。"《济生方》治热疟的清脾饮，据谢观主编《中医大辞典》亦称宜"未发前服"。和法中治妇人痛经的方药如逍遥散加减等，亦须于月经来潮前 3~5 日先服之，直至月经干净止为止，疗效才显。以后数月仍须于经前数日先服药如前法，后来才免痛经复发。

截疟方药，古代常于煎药后先露一宿（夜），至次晨疟发前再炖温服之。古方截疟七宝饮及《景岳新方》的退疟饮、木贼煎等的方后，都云"露一宿于未发前温服"。《药治通义》在"服药要温清"章后按语说："按药有露宿服者，截疟用最有验。《千金方》治疟或夜发者，渍药露置星月下高净处，横刀其上。盖露者，暴露之谓也。"今民间仍有袭用此法，不知其真义何在？

（三）其他

和法在八法中的治疗作用，比其他七法相对来说是比较平和的，其禁忌和误用致变的情况，亦比其他七法为少。但在应用时仍须严格选用对证相应的方剂，否则为害也非鲜浅，不能以其平和而轻率泛用。

和解少阳的治法，主用于外感热病之正气略虚，而邪气郁滞于半表半里之间的病症，如正气不虚，邪气复盛，而又是实闭在表或实结在里者，即应使用汗吐下的攻邪之法，不宜使用和法，以免延误治疗时机，而使病变发展增剧。

小柴胡汤在《伤寒论》中的主治条文比较多，第103条说："伤寒中风，有柴胡证，但见一证便是，不必悉具。"说明小柴胡汤的适应证是比较广泛的。但也应注意区别其他疑似证，不得误用。第100条："得病六七日，脉迟浮弱，恶风寒，手足温，医二三下之，不能食，而胁下满痛，面目及身黄，颈项强，小便难者，与柴胡汤，后必下重；本渴饮水而呕者，柴胡不中与也，食谷者哕。"第127条："……但欲呕，胸中痛，微溏者，此非柴胡汤证，以呕，故知极吐下也。"第154条："……若心下满而硬痛者，此为结胸也，大陷胸汤主之，但满而不痛者，此为痞，柴胡不中与之，宜半夏泻心汤。"此三条均说明结胸或其他疑似证，均应注意辨别，勿得误用。

和解少阳与开达募原，同为疏达半表半里病邪，同治寒热往来等，但前者主在清泄胸胁邪热，后者主在疏化脘腹湿浊。二者不能混施误用。

和理脏腑方治，应辨明病位为何脏何腑的不和，次应辨明病性为偏寒、偏热、偏虚、偏实或两者夹杂均重。证既辨明，然后决择适合的方治，对证下药，才能收到良效。如前面所言的黄连汤与半夏泻心汤，同为胃肠寒热不调之方，但二者的针对病位、病性，却略有差异，用之不当，即难取效，甚或可使病情变化加剧。

第十三篇 温 法

一、含义及其发展概况

温法亦称祛寒法，其治疗对象为寒证，在这里主要是指里寒证，故温法又称温里法。温法是运用具有温阳祛寒作用的温热性方药，使阴寒过盛、阳气衰弱，甚或阳将脱亡的重症，得到救治或缓解的一种治疗方法。针灸学中之艾灸、重灸方法，亦多用以温阳祛寒，这属针灸治法，本篇不加讨论。

寒证属阴盛，多与阳虚同时并存，是功体感受寒邪，或自身阳气虚衰，而两者又是互为因果，从而使机体的功能活动衰减或发生故障所表现的一种证候，如怯寒喜暖、手足厥冷、口淡不渴、小便清长、大便稀溏、面色苍白、舌淡苔白润湿、脉象沉迟或微细等一派阴盛阳衰的表现。

寒证有表寒、里寒或表里俱寒之分，温法主要用于里寒证或表里俱寒之证，此类病症较为复杂，而且轻重缓急在辨证施治中尤其重要。里寒证的发病原因：有因寒邪凶暴，直中阴经；有因素禀阳虚，寒从内生；有因治疗失当寒凉太过，或误汗误下，损伤阳气，造成阴寒过盛，阳气衰微，甚或阳将脱亡的危重病候。总之，阴盛则寒，阳虚亦寒，寒为阴邪，阴惨肃杀，最易损人阳气，而阳气为人身中最重要的功能动力，特别是在病情危急中，阳气的存亡，生死反掌，此时的维护和救挽阳气，尤为急切。《内经》说："阳气者若天与日，失其所，则折寿而不彰，故天运当以日光明。"可知扶阳祛寒的温法，在临床治疗上，具有特别重要的意义。

仲景在温法方面，创制了许多有名方剂，他的《伤寒论》是以寒立论，邪在表者，主用麻、桂等辛温解表之剂；邪入三阴之里者，主用四逆、理中、吴茱萸等温里之剂。在治杂病的《金匮要略》中，在胸痹心痛及腹满寒疝等篇，制定了乌头赤石脂丸、薏苡附子散、附子粳米汤、大建中汤、乌头桂枝汤等方剂，迄今仍是治疗寒性急重痛症的要方。金元时期王好古对阳虚阴证特加重视，认为"阳证则易辨而易治，阴证则难辨而难治"，而著《阴证略例》一书。他谓《伤寒论》之方法，既可治外感，又可治内伤，既可治伤寒，又可治杂病。他将仲景温中扶阳诸方治，特加以反复阐述；复搜集古代许多温养脾肾之方，如返阳丹、回阳丹等，亦罗列加以介绍。他认为人之感受外邪或内伤饮冷而致阴证的主要因素是："有单衣而感于外者，有空腹而感于内者，有单衣空腹而内外俱感者，所禀轻重不一，在人本气虚实之所得耳，岂外寒饮冷，误服凉药而独得阴证哉？重而不可治者，以其虚人，内已伏阴，外又感寒，内外俱病，所以不可治也。"此正符合《内经》"邪之所凑，其气必虚"之旨。

张景岳对温法特别重视，他一反河间主火、丹溪补阴之说，他说："夫阳主生，阴主杀，凡阳气不充，则生意不广，而况无阳乎？故阳唯畏其衰，阴唯畏其盛；非阴能自盛也，阳衰则阴盛矣。凡万物之生由乎阳，万物之死亦由乎阳，非阳能死物也，阳来则生，阳去则死矣。内经曰：'阴阳之要，阳密乃固。'此言阴之所持，唯阳为主也。"稍后的李士材亦主张温阳重于滋阴，他说："气血俱要，而补气在补血之先；阴阳并需，而养阳在滋阴之上，非昂火而抑水也，不如是不得其平也……雨旸（雨天和晴天）均以生物，晴阳之日常多，阴晦之时常少也。俗医未克见此，而汲汲于滋阴，战战于温补，亦知秋冬之气，非所以生万物者也。"李氏又说："药性之温者，于时为春，所以生万物者也；药性之热者，于时为夏，所以长万物者也；药性之凉者，于时为秋，所以肃万物者也；药性之寒者，于时为冬，所以杀万物者也。夫元气不足者，须以甘温之剂补之，如阳春一至，生机勃勃也；元气不足而至于过极者，所谓大虚必挟寒，须以辛热之剂补之，如时际炎蒸，生气畅遂也；热气有余者，须以甘凉之剂清之，如凉秋一至，溽燠如失也；邪气盛满而至于过极者，所谓高者抑之，须以苦寒之剂泻之，如时值隆冬，阳气潜藏也。故凡温热之剂，均为补虚，寒凉之剂，均为泻实。……今天下喜用寒凉，畏投温热，其故有二，一者守丹溪阳常有余之说，河间有寒无热之论耳；一者以寒凉之剂，即有差误，人多未觉温热之剂，稍有不当，其非易见。"现在有部分医家，仍然喜用寒凉清淡方药，怕用温热性方药，记得张隐庵在《侣山堂类辨》中亦曾以时人喜用寒凉药怕用温热药，而引《左传》中的一段话说："夫火烈，民望而畏之，故鲜死焉；水懦弱，民狎而玩之，则多死焉。"亦可以概括世人喜用寒性药或热性药之得失大要矣。

现代对温热性的方药，已有许多药理分析及临床的应用验证（参见下文治疗作用）。在回阳救急方面的组方机制，又有新的创见。如数年前沈阳医学院报道自制升压汤（附子、肉桂、丹参、五味子、麦冬），抢救感染性休克13例，全部于5~10小时血压恢复正常而治愈。结合清代王清任《医林改错》中有一方叫急救回阳汤（附子、干姜、甘草、党参、白术、桃仁、红花），用以抢救吐泻转筋、身凉汗多的危脱症（此即大量失水的休克，如不及时抢救，可以顷刻丧命）。王氏此方与沈阳医学院的升压汤，同样是用附子等回阳药与丹参或桃红等活血药合用，当前认为休克的血流动力学变化是微循环瘀滞、组织血液灌注不足所引起，上两方的组方是温法与活血化瘀法合用，正符合纠正这种休克微循环瘀滞的治疗机制。

二、治疗作用

（一）回阳救脱

寒证中不论病来急暴，或病程缓渐，如至心肾阳虚，内外皆寒，呈现四肢厥冷、脉象沉微，甚至冷过膝肘、脉微欲绝的阳将脱亡的危重病候，此时必须急用回阳救脱的方剂，如四逆汤、白通汤之类，以救垂脱之阳。如病情中兼有阴津衰竭者，则应加用人参等以助养津气，如人参四逆汤、参附汤、回阳救急汤或六味回阳饮之类。本类方剂中的主药为附子、干姜，大辛大热。据现代药理研究，二药均能增强心力、旺盛血行，使血压及体温上升，有振奋全身功能的作用。因此，二药合用，能起到回阳救脱的功力。如寒证表现为元阳衰惫、肾不纳气、浊阴上逆，而出现气喘痰壅、汗出肢厥、脉象沉微的下虚上盛危脱病候，则须用黑锡丹以温壮下虚之元阳，镇纳上逆之浊阴；阳回阴纳，则痰喘汗脱危候可得平复。

目前这类回阳救脱方药，已有制成注射剂，据报道：应用四逆注射剂抢救休克病人，能使血压回升，对于肺心病、肺炎、中毒性休克，脱水所致的虚脱、血压下降、注射后血压回升持续 2~3 小时，同时心跳强而有力。参附汤注射剂，对脑血管意外出现的昏迷、中毒性休克，以及大出血等而见阳气暴脱、手足厥冷、汗出神衰、脉微欲绝者，用静脉滴注或肌内注射，见效均佳。

（二）温中祛寒

脾居腹内，为阴中之至阴，其所以能腐熟水谷、升清降浊、输精气于四肢末者，端赖此中阳之气的温煦作用。如中阳不足，寒邪内乘，脾胃每先受病；脾病则健运无力、升降失常，每见腹痛腹满、痛而喜按、满而时减（如腹痛拒按、腹满不减，则多为实证），或呕吐泄泻、手足不温、纳减倦乏、舌淡苔白等脾胃虚寒病象；此时须用温中祛寒的方药，如理中丸（或用汤，寒甚者应加桂、附）、吴茱萸汤、大建中汤、良附丸等，以温壮脾阳、祛散内寒。这些方剂中的温中散寒主药如干姜、吴茱萸、蜀椒、高良姜等，均具有温热辛辣性味，据现代药理学研究，这些药都有刺激胃肠黏膜，兴奋胃肠血运的作用，有的还能缓解胃肠的痉挛和蠕动，因此能起到止痛、止泻、止呕和驱风健胃的功用。

（三）温阳行水

寒证如表现在肾阳衰微，不能行水化气，以致水气停滞，而见小便不利、腰重脚肿，或肢体均肿、沉重疼痛者，须用济生肾气丸或真武汤等方剂，以温壮肾阳、祛寒行水。如寒证表现为脾阳虚衰，不能制水化湿，以致水湿停蓄，而见胸腹胀满、肢体浮肿，或水饮上逆，而见头目眩冒、心悸气喘者，须用实脾饮（治水停胀满）或苓桂术甘汤（治饮逆眩悸）等方剂，以温脾制水、行气化饮；水行饮化，则肿满眩悸诸症自除。

已故名医岳美中称：曾用真武汤治慢性肾炎晚期尿毒症，症见头晕心悸、肉瞤动、呕逆、小便不利，认为头晕心悸是水气上逆，肉瞤动是水袭肌表，呕逆是胃受水毒之侵扰，小便不利是膀胱尿潴留而不下（按此应为肾之行水功能障碍，不一定是膀胱有尿潴留），都合少阴病有水气之征，投以真武汤能使小便利，使一系列症状减轻。又周鸣岐等用薛氏加减肾气丸（即济生肾气丸方）治4例慢性肾炎、均见水肿消退、血压下降，尿蛋白亦减少，肾功能亦随之恢复。

（四）温经散寒

寒证如由于体表阳虚，又外受寒邪，以致血行不畅，不能温达四肢末，而见手足厥寒、肢体麻痹、脉象微细者，须用当归四逆汤或黄芪桂枝五物汤等方剂，以温经散寒、行血通痹。如寒证是由于体内阳虚，又外受风寒湿邪，侵着肢体筋脉，以致气血运行不利，而见关节肌肉疼痛，活动困难，并见肢冷恶风者，须用附子汤或桂枝附子汤等方剂，以温经通阳、祛散寒湿；阳通寒散，则痹痛自除。另有一种由于阳虚寒袭，痰浊凝聚，阻于筋骨血脉之中，形成阴疽流痰等，而见局部漫肿无头、皮色不红不热，治疗须用阳和汤之类以温经散寒、通滞化痰；寒散滞行，则症可愈。据报道，此方可广用以治骨结核、淋巴结结核、血栓闭塞性脉管炎、慢性深部脓肿等。

三、运用

（一）区分表里上下

寒证有表里上下之分。表寒证如外感风寒、恶寒发热、头身疼痛邪在皮肤者，宜用辛温发表的治法，已于前章汗法中言之。如因体表阳气不足，腠理空虚，风、寒、湿等病邪乘虚而侵袭于体表深部之肢体肌肉或关节之间，致使脉络气血运行不畅，产生痹痛、麻木、痠重，或影响肢体活动者，即属痹证范畴，大抵可依内科痹证的治法辨证施治。另有部分重浊阴寒病邪侵入更深部位的筋骨之内，而形成阴疽流痰等慢性冷性脓疡者，应依外科阴证脓疡类的治法进行治疗。

里寒证如寒在上焦，表现为胸痹心痛的，大都是由于心胸阳气不振，而为寒邪痰浊痹阻所致，治应温通胸阳、宣泄痰浊，方用瓜蒌薤白白酒汤、瓜蒌薤白半夏汤、枳实薤白桂枝汤等加减治疗。此证亦有轻重缓急之分：轻而缓者，只感胸塞短气，治应诊察其与上下肺胃的关联不同情况，而选用茯苓杏仁甘草汤（用于病机在肺者）或橘皮枳实生姜汤（用于病机在胃者）之类加减为治。重而急者、胸痛彻背、背痛彻心、痛无休止、喘息不安、汗出肢冷、脉微欲绝者，则应急用乌头赤石脂丸之类的重剂以峻逐阴邪。病在缓解期，但有时复见急剧疼痛，证属寒湿偏重者，可与薏苡附子散之类加减为治。如病者气虚，唯见胸脘痞塞、倦怠少气、四肢不温，证属中阳气虚者，可与人参汤之类加减为治。以上所述，系就《金匮要略》胸痹篇中的方治，略举为例。冠心病的中医药治法，亦大抵是依照《金匮要略》胸痹篇的证治方药加减为治。中国中医科学院西苑医院根据《金匮要略》治疗胸痹理论，以瓜蒌薤白半夏汤为主方，按证候不同，合人参汤、橘枳姜汤、茯苓杏仁甘草汤等治疗心绞痛，有效率达 83.87%。

寒在中焦脾胃者，前面"温中祛寒"部分已略言之，不再多述。

寒在下焦，症见下利厥逆、脉沉微者，急应温壮元阳，如《伤寒论》第314 条："少阴病，下利，白通汤主之。"第 316 条："少阴病，二三日不已，至四五日，腹痛、小便不利、四肢沉重疼痛，自下利者……真武汤主之。"第 353 条："大汗，若大下利而厥冷者，四逆汤主之。"下焦虚寒的下利而症较缓者，如第 306 条："少阴病，下利便脓血者，桃花汤主之。"（下利脓血，多属热证；桃花汤证的脓血，应是色较暗晦或浅淡，其气不臭而腥，泻时滑脱，无里急后重和肛门灼热之感的方宜）。后世用四神丸以治五更泄泻，亦是属于下焦命火虚衰之下利。寒证下利，亦有属中焦者，如第 385 条：

"霍乱、头痛发热、身疼痛……寒多不用水者，理中汤主之。"寒证下利，既有中下焦之分，如辨证不确，治则无效；如第164条："伤寒，服汤药，下利不止，心下痞硬；服泻心汤已，复以他药下之，利不止。医以理中与之，利益甚。理中者理中焦，此利在下焦，赤石脂禹余粮汤主之。"

病有里寒复兼有表寒者，如第168条之桂枝人参汤证，即为太阴里寒兼具表寒之证；第301条之麻黄附子细辛汤证，即为少阴里寒兼具表寒之证；第351条之当归四逆加吴茱萸生姜汤证，即为厥阴里寒兼具表寒之证。

（二）权衡轻重缓急

病有寒重症急者，自应急用温法重剂，以峻逐阴邪，而挽垂脱之阳；如用轻剂，则药不胜病，缓剂则救治无及。反之，如寒轻症缓，而用重急之剂，则药过其病，寒退热生，反要治其热矣。即以前节所言之寒在上焦的胸痹证为例，如症属重急之乌头赤石脂丸证，而用瓜蒌薤白半夏汤类的方药治之，不仅不能缓减其痛苦，且恐阴极阳脱，生气已绝，至此方欲重剂救治，已无及矣。如症属轻缓之橘枳生姜汤证，而用乌头赤石脂丸之类的急重剂以治之，其症亦不能治愈，且恐故病未已，新病复起。即《内经》所谓"病，有远近，证有中外，治有轻重，适其至所"。

寒证之中，一般是内寒急于外寒，下寒重于上寒。内寒下寒之中，又有轻重缓急之分。现就《伤寒论》有关温法的轻重缓急方治，略举其例。

《伤寒论》第353条："大汗，若大下利而厥冷者，四逆汤主之。"第315条："少阴病，下利脉微者，与白通汤。利不止，厥逆无脉，干呕烦者，白通汤加猪胆汁汤主之。"此两条乃内寒下寒之急重症，故须用四逆汤、白通汤，或加猪胆汁汤之急重剂以温之。第21条："太阳病，发汗，遂漏不止，其人恶风，小便难，四肢微急，难以屈伸者，桂枝加附子汤主之。"第22条："太阳病，下之后，脉促胸满者，桂枝去芍药汤主之，若微恶寒者，桂枝去芍药加附子汤主之。"此两条乃外寒上寒之较轻缓症，故用桂枝加附子汤或去芍药加附子汤的较轻缓剂，以温固卫外之阳。第93条："伤寒，医下之，续得下利，清谷不止，身疼痛者，急当救里；后身疼痛，清便自调者，急当救表。救里宜四逆汤，救表宜桂枝汤。"第371条："下利腹胀满，身体疼痛者，先温其里，乃攻其表；温里宜四逆汤，攻表宜桂枝汤。"此三条是既有表寒证，复有里寒证，治疗原则，是内寒急于外寒，当先温里逐寒，然后温散表寒。第277条："自利不渴者属太阴，以其脏（指脾）有寒故也，当温之，宜服四逆辈。"第324条："少阴病，饮食入口即吐，心中嗢嗢欲吐，复不能吐，始得之，手足寒，脉弦迟者，此胸中寒，不可下也，当吐之。若膈上有寒饮，干呕者，不可吐也，当温之，宜四逆汤。"第323条："少阴病，脉沉者，急温之，宜四逆汤。"此三条同为内寒证，同用四逆汤，但第三条寒主在下，为症较急重，故曰"急温之"；第一条寒主在中，第二条寒主在上，与第三条寒主在下者比，则为相对的较缓之症，故不曰"急温之"，而均曰"当温之"，于此可见同一四逆汤证，又有在下与在上、在中的缓急之别。仲景在温壮下焦肾阳方面，又有肾气丸，比之四逆汤，则又为相对的缓剂。要之，人身的阳气，根于下而华于上，本于内而标于外。标本上下，轻重缓急，要善于审辨施治。《内经》说："不知标本，是谓妄行。"医者勉之！

（三）掌握兼杂正反治法

单纯寒证，可以单纯温法治之；但病情常有兼杂，则又应灵活掌握，采用兼杂的相应治法。阳虚的表寒实证宜用温散法，如麻黄附子细辛汤、再造散等方证治；里寒实证则用温下法，如大黄附子汤、温脾汤等方证治；虚寒滑泻证则用温涩法，如桃花汤、真人养脏汤等方证治。寒证最常兼虚，故常合称为虚寒证；而温法亦最常兼补，故亦常合称为温补治法。兼血虚者，应配合补血之品，如当归四逆汤、当归生姜羊肉汤等的方治；兼气虚者，应伍补气之品，如人参四逆汤、保元汤等；阴阳气血均兼虚者，则应兼用温补阴阳气血之品，如六味回阳饮、十补丸等。前代补剂方中，常要加些温性药品，以增强补药的作用，因温药一般只能兴奋气血运行，功力虽速，但不能持久；而补药能增加气血的资源，功力较缓，而作用则较持久；对于虚寒之证，温补合用，实有相得益彰之功效。而证如但寒不虚，如客寒暴中暴脱之证，宜专以温法为治，不应兼用补品以缓滞其功。仲景在这方面为救治，都是专用四逆、白通这类方剂，而不加用补益之品，即是例证。

有种病程较缓，而元阳虚衰，呈现一派阴寒症象，如单用辛热祛寒治法常无效，甚且更见"热之而寒"的反剧症象，此则必须求病之本。盖病非外来寒邪之有余，而由根源真阳之不足，治须采用王冰所谓"益火之源，以消阴翳"的阴阳兼护治法，如用肾气丸、右归丸之类，但补水中之火，则阳气复而寒自消。

临床上又常有寒而兼热或寒热格拒之证，治疗方法自应寒热并用，组方中应寒性药多或热性药多，自要视具体病情而定。《伤寒论》厥阴篇中的乌梅丸、干姜黄芩黄连人参汤等的证治，即属此类寒热并用方治之例。

以上等治法，是属于"以热治寒、以寒治热"及"虚者补之，实者泻之"的正治之法。

另有一种真寒假热、水极似火之证，所谓阴盛格阳，外虽热而内则寒，治法仍应专温其阳，使阳气回复，则外格浮越之阳，自能归复于内，此即一般所谓热因热用的反治之法。仲景《伤寒论》第317条的里寒外热、其人面色赤的阴盛格阳证用通脉四逆汤治之，即是其例。又有一种阴寒过盛，而产生阴阳格拒现象，此时如单以热药治之，常产生格拒不纳、下咽即吐等逆反现象，此时用方就须适当配伍苦寒药物以作诱引向导，使药物得以顺利服下而发挥其正治作用，此即所谓反佐治法；如第315条，病为寒盛阳微、阳为阴拒，呈现下利不止、厥逆无脉、干呕心烦的格拒症象，此时除应采用白通汤以破阴通阳外，必须加用苦寒的猪胆、人尿，以作诱导，引阳入阴，才不致发生格拒反逆现象。《内经》所谓"甚者从之，从者反治"，即指此类治法。后人在治寒证而用热药时，常采用热药冷服法，如李时珍谓"凡用乌附，并宜冷服，热因寒用也"；此亦即《内经》所谓"治寒以热、凉而行之"。

（四）明确方药性用

1. 仲景创立的回阳救脱方

要掌握方药的运用，首先要明确方药的性用。回阳救脱的方剂，仲景有四逆汤、四逆加人参汤、通脉四逆汤、通脉四逆加猪胆汁汤、白通汤、白通加猪胆汁汤等，后世亦有类似的方剂，现略作分析如下：

（1）四逆汤：原方为生附子一枚、干姜一两半、炙甘草二两。主治病症，据《伤寒论》有13条，总其主症，为四肢厥冷，脉沉缓弱，或并见下利汗出等阳气衰微或阳将脱亡的症象。《内经》云，"阳受气于四末"，故称四肢为诸阳之本，今阳气衰微，不能充达四末，则手足厥冷。《伤寒论》对厥之定义，在第337条中说："凡厥者，阴阳气不相顺接，便为厥。厥者，手足逆冷者是也。"前人有把手足厥冷的深浅程度分为三种：手足末冷，叫清或清冷，程度较轻；如冷过腕踝叫厥或厥冷，程度较重；如冷过肘膝，叫逆或厥逆，程度最重。四肢冰冷至过肘膝，古人亦称为四逆，为阳气衰微到将脱亡的严重阶段；此时须用四逆辈，以救回将脱亡之阳。如症见厥逆至冷过肘膝，而脉又微细欲绝，依仲景第317条文，则须用通脉四逆汤，即四逆汤加重干姜一倍的用量。

（2）四逆加人参汤：其主治条文为"（霍乱）恶寒脉微而复利，利止亡血也"。此云利止，非阳之复，乃血（指阴液）已竭，利无可利，故用此汤，为回阳而兼复阴之法。

（3）通脉四逆加猪胆汁汤：其主治条文为"（霍乱）吐已下断，汗出而厥，四肢拘急不解，脉微欲绝者"。此证不仅阳亡，而阴亦竭，故加胆汁益阴，以共奏回阳复阴之功。

（4）白通汤及加猪胆汁汤：其主治条文为"少阴病，下利脉微者，与白通汤。利不止，厥逆无脉，干呕烦者，白通加猪胆汁汤主之。服汤脉暴出者死，微续者生"。白通汤乃四逆汤去甘草之缓滞，而易以葱白之宣通，其主症下利脉微，当为寒盛抑阳。若利不止，无脉，干呕心烦，为阴欲下竭，阳欲上脱，症更危急，故加胆汁、人尿，引阳入阴，合白通汤以调济上下两将脱亡之阴阳。服汤，脉暴出者死，这犹油尽将灭之灯，一被挑起灯芯忽明而灭之故。微续者生，是被抑之阳渐复，为尚有生机之望。

2. 后世回阳救脱新方

（1）参附汤：为明代薛己方，只人参、附子二味，主治阳气暴脱、手足逆冷、头晕气短、汗出脉微等虚脱急症。人参大补元气，附子温壮元阳，二药合用，大温大补，力专用宏，方药简要，临床上颇常用。

（2）四味回阳饮、六味回阳饮：二方均系景岳的新方，前方药同人参四逆汤，唯附子用制的，干姜用炮的，人参用量较多，主治元阳暴脱。后方即前方加入熟地，当归二味，主治阴阳两脱。此二方临床亦常应用。

（3）回阳救急汤：为明陶节庵方，即在四逆汤（附子用制的）的基础上，再加六君和五味子、肉桂、麝香等而成。主治寒邪直中三阴，厥冷寒战，腹痛吐泻或吐涎沫，唇甲青黑，脉沉迟无力，甚至无脉的一派阴盛阳微的症象。方中桂麝合四逆汤，可加速回阳救逆的作用；六君可温益脾阳；五味合参草，可益气生脉。晚近俞根初将方中茯苓易为麦冬，其生脉之力尤优。全方实具有较捷速的回阳救急和持续强壮的作用，故近人何秀山称为回阳固脱、益气生脉之第一良方。

（4）黑锡丹：出自《和剂局方》，药计十二味。另有一种只有黑锡、硫黄二味制成。临床应用以依《和剂局方》制的为佳。主治元阳不足，肾不纳气，痰壅气喘，汗出肢厥，脉沉微者。喻嘉言称："凡遇阴火逆冲、真阳暴脱、气喘痰鸣之急证，舍此药再无他法可施。"徐灵胎亦称"此镇纳上越之阳气，为医家必备之要方"。笔者曾用于尿毒症的喘脱危候，有一定缓解效果。方中黑锡有毒性，但宜于急症暂用，不宜长期服用。

以上列举的数方，四逆、白通辈较宜于但寒的急症；参附、四味和六味回阳、回阳救急等方，较宜于虚寒急症；黑锡丹宜于下虚上脱的喘汗急症。

附子的功用：仲景在救治下利汗出、四肢厥逆、脉微欲绝的阳将脱亡的危急病候，必用生附子，用量都是一枚。用于其他病症，则都用炮附子，而且用量较多，这是值得我们考究的。详校《伤寒论》中用附子的有十九个方，其中用生附子一枚的，如四逆汤、白通汤等有八个方，主用于救治阳气衰微、阴寒内盛之厥逆脉沉微的危急重症；用炮附子一枚的，如桂枝加附子汤、桂枝去芍药加附子汤、附子泻心汤等七个方，主用于治疗表阳气虚之恶寒汗出等；用炮附子二枚以上的，如桂枝附子汤、甘草附子汤等四个方，主用于治疗阳虚寒盛、肢体疼痛等；《金匮要略》用炮附子、乌头诸方，亦多用于祛寒止痛。由此观之，用附子以回阳救脱，其症较急者，须少量生用；用以温固表阳，其症较缓者，宜少量炮用；用以祛寒止痛，须较重量炮用，并宜久煎或合蜜煮，以减杀其重量的附子或乌头之毒性。作者如处方有川乌或附子而用较重量时，必嘱其另行先煎两小时左右，再合其他药同煎，以策安全。参考现代药理学研究。附子含乌头碱等，有强心和麻痹镇痛作用，对中枢神经系统和各种神经末梢有先兴奋后麻痹的作用，过量可导致心律不齐或心搏停止，经煮沸一定时间后，可减低其毒性，但强心作用不变。由此可见附子用多量，是可加强其麻痹镇痛作用，而不能加强强心作用，相反地如用量过多，反可以导致心搏停止等抑制心功能的作用。仲景在治疗肢体风湿疼痛和心腹部的寒疝疼痛，多用重量炮附子或乌头，并要久煎或合蜜浓煎，补益滋腻之药宜多煎，取其熟而停蓄。"仲景《伤寒论》首方桂枝汤的煎法云"微火煮"，后诸方的煎服法多云"如桂枝汤法"，即都宜"微火煮"之意。现在民间燃料都用煤火，火力猛急，煎药时火力必加控制，煎沸后即应火上撒灰或加疏孔瓦盖，以减缓火力，水用自来水或井水，于煎壶中先浸药二十分钟左右，使水药渗透（须用冷水或微温水浸，勿用热开水），水约满药半公分，武火煎沸后，即改文火慢煎。一般煎成原水量的十分之四。古代每剂药只煎一次，分作二三次或一次顿服，今则多煎两次，即每日分先后两次煎后随服。笔者每教人应两次先煎后，再将两次药汤混合一起，然后分为二次或三次服，这样，先后服的药汤气味药力才能均匀一致。目前多人因时间较忙，无暇依上法煎药，笔者常教人用搪瓷盖杯放在锅中蒸之，杯中水微满药即可，约蒸过一小时后，取汤匙略压挤出其药液即可。第二次再蒸，方法同前。这种蒸法比隔水炖法更好，因水蒸气热度比沸水为高，杯内药液受上下四方的水蒸气蒸迫，药味较易溶出，因杯有加盖，其香气不易泄出，气味俱全，可保药力治效，符合古法文火缓煎之义。虽蒸炖稍久，杯内药液也不致干焦。笔者过去负责中医病房工作，因见煎药家的多炉多壶，又用硬炭的煎法，火猛易沸，药液易干，药味不易溶出，药气又易散失，炉壶既多，煎药人对各剂煎法照顾很难周到。后与同仁商议改用合笼盖杯蒸法，用过数年，优点良多。

（五）服药方法

《本草经名例》说："病在胸膈以上者，先食后服药；病在心腹以下者，先服药而后食；病在四肢血脉者，宜空腹而在旦；病在骨髓者，宜饱满而在夜。"古人认为先食后服药，可使药力缓留在上部以起治上的作用；先服药而后食可使药力迅速至下部以起治下的作用；四肢在人身之外，为诸阳之本，外为阳主昼，服药空腹而在旦，可使药力随白天阳气而行于四肢血脉以起作用；骨髓在人体之内的最深层，内为阴主夜，服药要饱食后而在夜，可使药力随夜间阴气缓慢地而行于深层内骨髓以起治疗作用。中医学常以天人相应的哲理结合论述，现在的"生物钟"学说正受人重视，发现五脏的昼夜功能显有节律性，"子午流注针法"就是依据这种规律，进行定时选穴针刺治病的。药理研究也发现，心脏病人对洋地黄的敏感性，上午4时大于平时40倍；糖尿病人上午4时对胰岛素最敏感。可见用药时间确与治病疗效有一定关系。

一般方药，大都宜饭前温服，因此时胃肠内食物少，药物可以充分吸收，而发挥较好的疗效。《内经》以后诸方书，凡有言服药而特嘱须在饭前或饭后者，绝大多数是嘱饭前服的。《素问》治血枯病的四乌贼骨一芦茹丸，《病能论》治酒风病的泽术麋衔散，均云"为饭后"，即先药后饭之谓。仲景在桃核承气汤、乌梅丸、赤石脂丸、赤丸、己椒苈黄丸、茵陈五苓散等方后，均云"先食服"，即食前服；桂枝茯苓丸后亦云"食前服"，即其例证。

八法中的汗、吐、下、和四法方药的煎服法，上四篇中已各有专文叙述，不再重复。温清消补四法方药的煎服法，大抵可参考上述一般方药的煎服方法。有特殊者，现举如下。

1. 温法方药

一般宜浓煎缓服，急症则例外，吴仁斋《伤寒蕴要》说："补中温中之药，宜慢火煎服，若阴寒病急者，宜紧火急煎服之。"

2. 清法方药

一般宜多水平煎，分多次微温缓服，一方面可随时滋润止渴，一方面使药力常在中上焦以发挥清泄气分邪热作用；不宜多量一次顿服，反使药力趋于下焦，但用下法作釜下抽薪退热者除外。

3. 消法方药

服消导食积和帮助消化的方药，宜于食前半小时服，因这样服较能适时促进消化液分泌和胃肠的蠕动，以加强消导作用。服活血化瘀的方药，如下瘀血汤、大黄䗪虫丸、通窍活血汤、仙方活命饮等，依古方都合酒煎或用酒送服，以助活血疗效；宣散湿浊的鸡鸣散，依原法是煎两次药汁相和后，分三五次冷服，又宜于凌晨鸡鸣时分服之。礞石滚痰丸，用治实热老痰奇异诸疾的，依原嘱须就床上仰卧送服，半日许勿饮食才坐起，使药气除逐上焦痰滞恶物，方能中病以减低其毒性，至用以回阳救逆的，用量则不超过一枚，这种用法，与现代药理实验是基本相符合的。汪讱庵《本草备要》说："附子生用发散，熟用峻补元阳，阳微欲绝者，起死回生，非此不可。"张景岳的四味和六味回阳饮，以治暴脱症，均用炮附子，结合现代的药理实验，附子经煮制，可减低其毒性，其强心作用不改变，所以我们临床应用四逆汤类都用炮附子（一般用三钱左右），不必拘泥仲景书而用生附子。张景岳说："附子性行如酒，无处不到，能救急回阳。"我们结合现代药理研究：附子对中枢神经和各种神经末梢呈先兴奋后麻痹，这亦确与酒精的药理作用类似，少量则兴奋欣快，多量则抑制呈昏醉状态，这一点也可以印证仲景掌握附子用量之意。另一点是附子在温阳通脉方面，必须加用干姜，作用才强。前人说："附子无干姜不热，得甘草则性缓。"说明四逆汤三味药的组方之妙。仲景用通脉四逆汤救治厥逆脉微欲绝的危症，正是在四逆汤的原方上，加重干姜的用量，于此也可以看出干姜在促助温阳通脉方面，实起到更重要的作用。

以上只就回阳救脱的一些常用方药的功用，略作分析探讨。其余如"温中祛寒""温阳利水""温经散寒"等类的方药功用，自有方剂学等书可以参考，这里恕不繁述。

四、治病机制

天寒身冷，燃火可以取暖；煎饮热姜汤，可使周身渐觉温暖。人们在生活体验中，逐渐认识到《内经》所说的"寒者热之"和"疗寒以热药"的治法概念。温法就是运用具有温热性能的方药以治阴盛或阳虚的寒证的一种治疗方法。

《内经》谓"阴盛则阳病"，人身在正常时，阴阳是平衡的，如阴寒过盛，则阳必受到抑制或损伤，故寒证病机常是阴盛与阳虚二者俱存。以阴盛为主者为寒实证，治须用温热性方药直驱其寒；以阳虚为主者为虚寒证，治须用温补性方药扶助其阳。

寒证的病机病状，《内经》有如下论述："阳虚则外寒，阴盛则内寒。""诸寒收引，皆属于肾；诸病水液，澄澈清冷，皆属于寒。""寒气客于皮肤，阴气盛阳气虚，故为振寒上溧。""邪中之，……其留于筋骨之间，寒多则筋挛骨痛。""阳气不足、阴气有余，则寒中雷鸣腹痛。"

以上《内经》所言的寒证，错落零杂，难以看出寒证的全面和特点，使人难以归纳和体会。本篇概义次段所列示的寒证为：手足厥冷、怯寒喜暖、口淡不渴、涎液清稀、小便清长，或下利清谷、面色苍白、舌淡脉沉弱等，乃据临床寒证常见症状综合的，较具体而全面。统合上述《内经》所言诸寒症状，对寒证的认识，就更明确。这类寒证，从现代医学来理解，大抵为机体活动功能低弱或发生故障，产热不足；代谢功能低下，其病理代谢产物多呈寒性停滞状态，表现为"澄澈清冷"；各脏器功能都可受到影响，临床上心肾胃肠等方面受到损害为常见，亦最重要。温法方治即针对这类寒证而制订的。其治病机制，上述的治疗作用章节中已略有阐释，现依现代药理，将其药效归纳，大抵有如下作用。

1. 振奋心血管系统功能

这类药以附子作用为重要，可使心脏收缩力加强，心率加速，冠状动脉血流量增加，对于缓慢型心律失常及各型休克有较好疗效。其他如干姜、肉桂、细辛等，亦能使血管扩张，血行旺盛，对体表血循环及内脏血流量，均有增强作用，故服药后，可出现全身温热感觉。

2. 振奋胃肠消化功能

这类药物如干姜、吴茱萸、肉桂、川椒、丁香、高良姜等，均能改善胃部血循环，增加胃液分泌，提高消化酶活力，增强胃肠的张力和蠕动，促进营养物质的吸收，因而有健胃驱风等作用；对里寒证之脘腹胀痛、泄泻和水谷不化等，有良好治疗作用。

3. 镇痛和其他作用

如乌头、附子、肉桂、干姜、生姜、吴茱萸、细辛等，均有不同程度的镇痛作用，对于寒性病症如肢体痹痛，心、胸、腹等部的痛症，均有良好的止痛效果。又因能振奋机体的活动功能，旺盛代谢作用，而起到排除积滞的病理产物如痰饮、水湿等的作用。

因有上述等作用，故对相应的寒证能起到治疗功效。

五、注意事项

（一）煎药方法

李时珍《本草纲目》说："凡服汤药，虽品物专精，修治如法，而煎药者鲁莽造次，水火不良，火候失度，则药亦无功。煎药须用小心老成人，以深罐密封，新水活火，先武后文，如法服之。"又说："火用陈芦枯竹，取其不强不损药力也。"陶弘景《本草经集注》说："利药欲生，少水而多取汁；补药欲熟，多水而少取汁。"徐大椿《医学源流论》说："煎药之法，不可胜数，皆各有意义，大都发散及芳香之药，不宜多煎，取其生而疏荡。"

（二）补法方药

一般宜浓煎缓服，仲景诸方大都是水煮减至十分之四，但桂枝加芍药生姜人参新加汤，则煎减至十二分之三；炙甘草汤用水酒合煎，则减至十五分之三，为仲景方中煎法之最浓熟者，亦即论中仅见的两个补益气血方剂。

上面介绍的方药煎服方法，多依原方所示，使知原意；这不是教人要泥守古法，处在今日，药物剂型及给药方法已多改进，我们自可灵活变通，务使不失原效，甚或比原效更佳。

（三）组方应灵活配伍

温法的组方，自以温热性的药品为主，但有的须兼用滋养阴津或调补气血的药品，有的须用寒凉性的药品配伍或反佐其间，这要视具体病症的兼杂和微甚情况而灵活配合运用。

（四）回阳救脱应及时施用

回阳救脱治法，要用在阳未绝亡之先，最好能在微见先机，即早用之，收效才显。脱症先兆，常为四肢凉润，微出冷汗，脉细数或沉弱，此时即用回阳救脱方药，才易见功。如延至难以挽救或至已不可逆的程度而后用之，则徒劳无功矣。此时病人常显面色苍白、四肢厥逆、冷汗淋漓、烦躁不安，或是神志迟钝、口鼻气冷、唇指青紫、脉微欲绝，已成亡阳脱证，此时如用回阳救逆方药，常难救回。张景岳在谈及附子的用法时曾说"凡今之用者，必待势不可为，不得已然后用之。不知回阳之功，当用于阳气将去之际，便当渐用，以望挽回；若用于阳气既去之后，死灰不可复燃矣，尚何益于事哉？"

（五）阳回燥渴时的处理

有部分应用回阳救脱治法后而见燥渴现象者，张令韶在《伤寒直解》曾说："本属虚寒，用温补而前症仍在……即或舌反燥渴，乃阴有转阳之机，切不可顿改别治，大约虚寒之症，其得生者，必须君火未衰，反见舌干等症，此阴寒去而真阳回，更须姜附之类以助其阳，常见津液生而舌复润，不可见舌干而投凉剂，则前功尽去矣。"笔者遇这种阳回燥渴的情况，常先与生脉散等滋养津气之剂，燥渴亦常得平解。

（六）因人、因时、因地制宜

临床治疗时，除掌握一般普通治疗原则外，对于一些特殊情况，又应进行具体分析，知常达变，灵活运用。首先要视人体的强弱情况，掌握用量：一般体较强者可多用，弱者则应少用。仲景在四逆汤后附言："强人可大附子一枚干姜三两。"（原方是附子一枚，干姜一两半）。在金匮大乌头煎后附言："强人服七合，弱人服五合，不差明日更服，不可一日再服。"另外对体质素禀情况亦宜注意：如体胖多湿阳虚之人，为寒邪所客，应用温剂，量宜加重；如瘦人多火阴虚之人，即有寒症，用量宜小。其次要视时令气候，一般地说，盛夏气候炎热之时，用温剂宜轻；隆冬气候严寒之时，用温剂宜重。不同地区，由于地理燥湿和生活习惯的不同，治疗用药亦略有差别；一般地说，西北高寒内地的人，较能耐受温热性药；东南温带沿海的人，则对温热性药反应较敏感；因此，用药剂量亦应酌为增减。以上因人、因时、因地三方面的制宜问题，在参考运用时，要综合分析，特别是人的素质强弱，尤宜注意。

（七）禁忌

温法治疗对象是寒证，热证自属禁用。但证有真热而假寒者，热深厥深，反不知渴，内真热而外假寒，最应慎辨。其次是阴虚多火及时常出血的患者，亦忌用温法。下利如以上所述，都是列举虚寒性的病例。如属热性的下利，则不能用温法，如误用，症必加重。痿躄之属于肺热熏灼或湿热浸淫所致者，以及风寒湿痹已化热者，均应慎辨，勿得误用温法。

第十四篇 清 法

一、含义及其发展概况

清法，亦称清热法，其治疗对象为热证，是运用具有清热作用的寒凉性方药，使热病、热证得到治愈或缓解的一种治疗方法。本篇也包括部分对特殊热证如虚热证等运用具有滋养或温阳助气的方药来清退热证的。《内经》说："治热以寒。热者寒之，温者清之。"王冰说："壮水之主，以制阳光。"张景岳说："凡微热之气，宜凉以和之；大热之气，宜寒以制之；郁热在经络者，宜疏之发之，结热在脏腑者，宜通之利之；阴虚之热者，宜壮水以平之；无根之热者，宜益火以培之。"以上所说的这些治则，都属于清法范畴。

热证属阳盛，阳盛则热，阴虚亦热，阳盛热证，常有阴亏症状共存。热证是机体感受热邪，或机体功能失调，产生阳气偏盛而使机体的功能活动亢盛所表现的一种证候：如发热，不恶寒反恶热，口渴喜凉饮，小便短赤，大便燥结，面红目赤，舌红苔黄燥，脉象洪数等一派阳盛的症象。兼阴亏者，脉象可见洪大而芤，或呈虚数脉象。

热证有表热、里热、半表半里热或表里俱热之分，清法主用于里热炽盛而非内结腑实所致者之热证。表里俱热者，亦可酌情使用。

里热证的发病成因，多见于六淫外感，化热入里；亦可见于生活失常，五志化火等之热自内生者。程普明说："夫六淫之邪，除中寒、寒湿外，皆不免于病热。"《内经》病机十九条中，言火者五，言热者四。可见热证在临床上是较为多见的，因此，清法亦是临床上比较常用的一种治法。

外感热病，包括伤寒、温病、暑病、温疫、温毒等。中医在病名或病因上所称的温、热、火、暑等，都同属于热性一类的词字。六淫之中，有暑与火而无热；五气之中，有热而无火与暑；看来有似同类而异名，但从字义上说，含义却略有不同：温为热之渐，火为热之极；火具形而集中，热具性而外散；暑为夏令气候热性之概称，暑与热同性，只是暑带有季节性而已。《内经》说："在天为热，在地为火，其性为暑。"又说："凡病伤寒而成温者，先夏至日者为病温，后夏至日者为病暑。"又说："今夫热病者，皆伤寒之类也。"古人对于外感发热的疾病，都泛称为伤寒；其以热证为主者，又称为热病；热病发于春天叫温病；发于"夏至"后"处暑"前者叫暑病；热病中之传染性特强，可以形成大流行者叫温疫；热病中有突出的局部红肿热痛症状者叫温毒，这是古代对外感热病病名的大概分类。后代对于外感热病的病名分类渐繁，又把温病作为热性病的总称，如风温、温疫、温毒、春温、湿温、暑温、秋燥、冬温、温疟等均包括在内，这里不加详析。总的来说，都是属于热病范畴，也即本篇所要讨论的清法的主要治疗对象。

内科杂病的热证，包括虚劳疾患之阴虚发热、阳虚发热、气郁发热、血瘀发热以及脏腑自身功能失调，热自内生等热证。这类热证，特别是内伤虚证的发热，与前面所述的外感发热相对来说，其热象常较低而持久，多属于虚热之证；但也有表现为高热而属于实热证的。

清热治则，《内经》早数言之。仲景在《伤寒论》和《金匮要略》书中就具体地创制了许多清法的方治，如白虎汤、竹叶石膏汤、栀子豉汤、栀子柏皮汤、黄芩汤、葛根芩连汤、泻心汤、白头翁汤等。唐代《千金方》《外台秘要》所载的犀角地黄汤、黄连解毒汤，同样为后世清法的重要方治。宋元以后诸家，如钱乙的泻白、泻黄、泻青、导赤等丸散；刘完素的凉膈散，天水散；李东垣的清胃散、普济消毒饮等，也均为后代清法的常用方治。元代罗谦甫《卫生宝鉴》在"泻热门"分为泻上焦热、泻中焦热、泻下焦热、泻气分热、泻血分热、泻三焦热等六类方治，实为后来叶天士诊治温热病的卫气营血学说和吴鞠通《温病条辨》的上、中、下三焦分类法，起到启示开导的作用。近代对温病学派的诊疗方法颇为崇尚，清法的方治，已广泛地运用于各种传染病、炎症性疾病，以及其他有关热性疾病，并扩大了许多清热解毒药的应用。对其药理实验，亦作了精详的阐明，认为多数具有抗菌、消炎、退热等作用，有的能增强机体的免疫功能。并新创制各种方剂如乙脑合剂、抗白喉合剂、清胰汤、阑尾清化汤等，以及制成注射剂如乙脑静脉注射液、复方连翘注射液〔治流行性脑脊髓膜炎（脑炎）〕等。

二、治疗作用

（一）清热解暑

前面已说过，热与暑同性，只是暑带有季节性而已。暑天烦热，人多困倦多汗，津气易于泄耗，因此暑邪易于乘虚直入气分，故暑热发病，每见径入阳明胃经气分之证；叶天士"夏暑发自阳明"即此之谓。暑病或伤寒热病，在热盛气分之时，同为阳明胃热阶段，其表现如壮热多汗、烦渴喜饮、气粗面赤、舌苔黄燥、脉象洪大等，大抵都是相同的。由于里热蒸迫，故身大热、汗大出、口大渴；正气尚旺，足与邪抗，故脉洪大有力。这时不论热病或暑病，同样宜以重剂清泄气分之热，如白虎汤之类。有些病人，由于热盛多汗，津气伤耗，其脉可呈芤象或虚数。治法则须兼顾津气，如用人参白虎汤或竹叶石膏汤之类。这类方中的主药同是石膏。石膏性味辛甘大寒，具有强大的清散肌腠实热的功用，临床上服此类汤药后，往往可以见到明显的退热效果；同时，对于那些随热出现的症状，如头痛目赤、烦渴不安等，亦均可随之迅速消失。现常用白虎汤加减以治疗中暑、小儿夏季热、流行性乙型脑炎（乙脑）等，治乙脑常加用大青叶、板蓝根等清热解毒药。

（二）泻火解毒

前人称，"毒即火邪"，对一些热势炽盛、证来凶急的病症，常称其病因为火为毒。火为热之甚，烧毁猛速。火散则为热，热集则为火；热多犯气分，火多迫血分。故火邪见证常比热邪加深一层，除热势猛烈急骤外，每并见皮肤出现出血瘀点或斑疹紫黑，或吐衄溲便出血等。"毒"，亦是指发病凶急，且有传染流行之意。这里所称的火毒，即指感受火邪时毒之温疫、温毒及疔疮走黄等各种火毒重症。这些病症，大都是发病凶急，大热头痛，烦躁昏谵，常并见衄血或吐血，或全身散见出血瘀斑，或头身局部出现红肿热痛等严重症状。这类病症的治疗，需采用重剂的泻火解毒、气血两清的相应方药，如黄连解毒汤加减之治火毒热证兼吐衄发斑者（如现代之脓毒败血症等）；清瘟败毒饮加减之治火毒时疫、大热头痛、狂躁发斑者（如现代之流脑、乙脑等）；普济消毒饮加减之治大头瘟（如现代之头面丹毒、腮腺炎等）；五味消毒饮加减之治疗疔疮走黄（如现代之痈肿的脓毒败血症等）；这类方药治疗相应的火毒病症，用之得当，往往可以见到明显的效果。另有火证较轻而小者，即前面所说的生活失常、五志化火、热自内生之脏腑热证，其治疗方法亦应采用相应的泻火清热方药，如三黄泻心汤治心火吐衄证、龙胆泻肝汤之治肝胆火盛证、泻黄散之治脾胃伏灭证等，这类证治方药临床上亦可见到明显疗效。

（三）凉血滋阴

热病之较深重者，由于邪热炽盛，往往侵入血分，扰动营血，而见吐血、衄血、便血、溲血和斑疹紫黑、舌质紫绛等热迫血溢症状，同时可有躁扰不安，甚或狂乱谵妄等热扰心神的较重症象，治疗常采用犀角地黄汤类加减，以凉血散血、清热解毒。这类病症与上节所言的火毒病症，其病机与症状是基本相同的，不过火毒病症以其热象较炽盛、病势较凶急、且较有传染性之不同而已，故其治法除同有凉血散血外，常多合用诸泻火解毒的药物。另有部分热病是没有出血性如斑疹吐衄等，但由于热烁津液，伤耗胃阴，而见口燥咽干、烦热燥渴、舌燥少津、脉象细数等胃阴不足症象，治疗应采用益胃汤类加减，以甘凉生津、滋养胃阴。又由于热邪久羁，消耗肝肾真阴，而见手足心热、夜热、颧赤、神倦、耳聋、舌绛而干、脉象虚大等肝肾阴亏症象，治疗常采用加减复脉汤类，以壮水增液、滋养肝肾。上述的血热妄行、胃液伤耗和肝肾阴亏等，多见于热病的中后期，由于津血真阴受到大量消耗，正气虚衰，机体的抗病力和修复力不足，即使用药对证，亦未易迅速即见治效，往往必须服养一段时间，使正气渐复，才能见到最后战胜病邪的效果。据报道，犀角地黄汤近亦用于急性黄色肝萎缩、肝昏迷、尿毒症及血液病而见出血其辨证属于血热者。

（四）醒神镇惊

热病进入深重阶段，常呈现神昏和惊（痉）厥的证候。神昏病机，在热病多为热入营血，邪陷心包；亦有由于胃热乘心，或湿热痰浊蒙蔽清窍所致的。神昏程度可有轻重不同：轻者神识模糊，时或清醒，问之尚知回答，间有谵妄自语；较重则呈昏睡状态，不易唤醒，回答不清，醒后随即入睡，或自谵语躁扰，捻衣摸床；更重则感觉一切消失，虽重刺激亦无反应，少汤液灌入亦不能吞咽，此为深重昏迷。如并见溲便自遗、厥冷大汗，此为内闭外脱，多难救治。神昏由于热陷心包者，治疗常采用清宫汤类加减送服安宫牛黄丸或至宝丹、紫雪丹，以清心泄热、开窍醒神；如神昏是由胃热乘心者，治疗常采用调胃承气汤或牛黄承气汤类，以攻下腑实、开泄热闭；如神昏是由湿热痰浊蒙蔽清窍者，治疗常采用菖蒲郁金汤类合至宝丹等，以清热利湿、化痰开窍。

惊厥，亦称痉厥，痉和惊古义通，古代对成人称痉或痉挛，对小儿称惊或惊风，古代也称痉为风或抽风。《内经》说："诸暴强直，皆属于风。"又说："诸风掉眩，皆属于肝。"痉或惊或风，同是指肢体痉挛或抽搐的一种病症，轻者只见肢体时微颤搐，重者则全身强度痉挛，牙关紧闭，头身后弯，呈角弓反张状。厥的涵义为猝然昏厥，不省人事。痉与厥常同时并见，故临床上每以痉厥或惊厥并称。但也有只痉而不厥的，如破伤风虽阵发性痉挛频剧发作，但神志常清醒不乱，此只能称痉，不能称痉厥或惊厥。热病的惊厥，多由邪热炽盛，引动肝风，筋受熏灼所致。刘河间说："风本生于热，以热为本，以风为标，……是以热则风动，宜以静胜其躁。"治疗常采用羚羊钩藤汤类加减，以清热凉肝、息风定痉。另有由于病久邪留、真阴受耗、水不涵木、筋失濡养、虚风内动者，治疗常采用大定风珠类加减，以滋阴潜阳、平肝息风。

热病邪陷心包，每易引动肝风，所谓热极生风，风助火势，火助风威，风火相挟，遂见壮热、神昏、惊厥相继出现，多为热病的深重症象，必须急于清心醒神和凉肝镇惊，以及适应病性的清营血热或清气分热或气血两清的方药同时并用，才能加强发挥其协同的救治作用。

三、治病机制

水能克火、寒能胜热，人皆知之。《内经》谓热者寒之，《本草经》谓疗热以寒药；清法就是运用具有寒凉性的方药，以解除温热病症的一种治疗方法。

《内经》有关热证的病机病状，记述颇多，现摘引部分如下："阳胜则热；阳胜则阴病"；"阳盛则外热，阴虚则内寒"；"阳胜则身热，腠理闭，喘粗为之俯仰，汗不出而热，齿干以烦冤，腹满死，能冬不能夏"；"炅则腠理开，营卫通，汗大泄，故气泄矣"；"其留于筋骨之间，寒多则筋挛骨痛，热多则筋弛骨消，肉烁䐃破，毛直而败"；"诸躁狂越，皆属于火；诸转反戾，水液混浊，皆属于热；诸呕吐酸，暴注下迫，皆属于热"。

上引《内经》所言诸热病症状，既广泛，又零杂，难以概括热证的特点，本篇所列示的热症病状，系据临床常见热证的共同症象综合的，较为全面，又能提示热证的特点。从现代医学所载，这类热证，多数是由致热的病原体直接作用于体温中枢，使产热过多或散热过少所致，同时由于机体反应的功能亢盛，心跳加快，血行旺盛，代谢率升高，除出现高热外，并可见心烦口渴、面目红赤、舌红苔黄燥、脉象洪数、小便短赤、大便燥，甚可出现神昏狂躁等阳热亢盛症状。

清法方药的治病机制，上面治疗作用章节中已略作阐述，现将其方治中的药物效用，依现代药理学所载，概括如下。

1. 抑制产热中枢的过分亢进

清气分实热的主药石膏，亦即白虎汤的主药，据药理实验无解热作用，对发热的兔及大鼠口服或注射，均无退热效应；体外试验，煎剂亦无抑菌作用；但临床上用于传染性热病的高热病例，确有退热的明显效果，现多认为这可能是通过影响机体的调节功能来抑制产热中枢的过分亢进之故。

2. 药物的直接解热作用

清法方药中的犀角、知母、玄参、赤芍、紫草、银花、地骨皮、大青叶等，对动物实验性发热模型，均有明显的退热作用，这类药物的临床观察，其降温作用与解表药的退热不一样，即都不伴见出汗现象。

3. 有镇静、镇痛、消炎和加强免疫等作用

石膏内服经胃酸作用，一部分变为可溶性钙盐，至肠被吸收，能抑制神经和肌肉的兴奋性，而起镇静镇疼作用，并能减低血管的通透性，因之有消炎和抗过敏的作用。其他如连翘能抑制炎性渗出，黄连能加速炎症消退，黄芩、石膏等能增强机体免疫、加强白细胞和网状内皮细胞系统的吞噬功能。

清法方药因有上述等作用，故能起到解除热证的治疗效果。

四、运用

（一）分清卫气营血

古代对于外感热病，即《内经》所谓"今夫热病者，皆伤寒之类也"的病症，自《内经》到仲景《伤寒论》，皆以六经作为分型辨证的诊治根据。至清初叶天士主张温热病应以卫气营血作为分型施治的法则后，直到今天，对于温热病的诊治，大都依照叶氏的分型进行辨证施治。

清法主用于热在气分阶段，如进入营分或血分阶段，另有清营分热和清血分热的清法。热病初起，大都邪在卫表，在此阶段只宜用辛凉解表法（这属于汗法范畴）。叶氏的"在卫汗之可也，到气才可清气"，这是告诫人：如

果邪尚在卫分而未入气分，即使热象虽盛，亦不宜早投寒凉或苦寒的清气分药如石膏、黄连之类，因恐阻遏卫表之邪的透出，甚或引致表邪内陷而形成诸种变证。

气分之热，有散漫于中上焦者，有集结于中下焦者。前者如散漫于胸膈而见心烦懊侬者，治宜轻清宣气，如栀子豉汤加减之类；如散漫于胃经而见热汗烦渴者，治宜辛寒清气如白虎汤之类。后者如集结于胃肠而见烦热下利者，治宜苦寒清热如黄芩汤、白头翁汤加减之类；如集结于胃肠而见腹满便秘者，治宜苦寒攻下如承气汤加减之类（此属于下法范畴）。临床上一般所称热在气分，大都是指上述的热邪散漫于胃经而见热汗燥渴之证；而一般所称清气分方药，亦大都指辛寒清气分热之白虎汤类方剂。这种辛寒清气方剂，不宜妄加苦寒药如芩、连之类，以免变成"死白虎"（蒲辅周语），反碍其清透邪热外泄之力。如舌转红绛、口不甚渴、身热夜甚、烦扰不寐、时有谵语，或斑疹隐隐者，此为邪入营分，治宜清营泄热，如清营汤之类；本方除用犀角、玄参、生地、麦冬、黄连等较重浊的营血分药以凉解营分邪热之外，又用银花、竹叶心及清心的连翘等轻清透泄之品，使入营邪热仍从气分透转而出。如见肌肤灼热，舌转深绛，并见斑疹透露，甚则变为紫黑，或见吐衄、便血、溲血等血热妄行的症状，以及有躁扰不安，甚或昏狂等较重的热扰心神等症状者，此为邪热深入血分，治宜凉血散血，如用犀角地黄汤之类；本方只用犀、地、丹、芍等药以凉血散瘀、清热解毒，而不合用轻清透泄之品。这种治法即依据叶氏"入营犹可透热转气，入血就恐耗血动血，直须凉血散血"的治疗大法。临床上又有一种邪已入营而气热仍炽，证见壮热口渴、烦躁不宁、舌绛苔黄，兼见发斑或吐衄等气营（血）两燔者，治法亦可清气与凉血合用。又有一种热在营分复兼有表证，而见舌红无苔、心烦不渴、发热微恶寒、头痛少汗等营卫合邪症状者，治法亦可清营与解表合用。总之，辨证施治是中医临床诊治的原则，而卫气营血的分型，则是温热病诊治步骤的依据，我们必须善于辨别和灵活运用，方能诊治无误。

必须指出，有些严重疾病如流脑、乙脑之类，在病初起时，常只见一些与感冒相似的表卫轻微症状，此时依照中医成法，当然是给予"在卫汗之可也"的方治，但服药后常很快地出现"逆传心包"和引动肝风的严重症状，前代医家未知是病种本质的自然发展趋势，每诬责为由前医误汗或误治致变之故。近人有主张对待某些疾病，既预知其病变进展迅速，就不宜泥守前人那套先表后里和卫气营血的先后循序诊疗步骤，而应先予"截断"病势的治法，亦即《金匮要略》首篇所言的"知肝传脾，当先实脾"的先防传变的治法精神，在诊治组方时，即可"药先于病"而加用镇肝息风和醒神开窍的药品。实践证明，似有防止和减轻其严重传变的效果。数年前李传龙在《中医杂志》发表的治疗"乙脑"86例的总结，就认为治疗此类疾病可以药先于病，即采用截断治法，似有防邪内陷、阻止惊厥等证候发生的功用。其他人亦主张对其他病种也可采用此种截断的防变治法，这是突破前人的成规戒律，数年前曾在医刊上讨论过，尚有待于进一步再实践、再认识的验证与提高。

（二）分清脏腑部位

前述所谈的卫气营血诊治方法，是着重从总的病势趋向和病邪的浅深层次等情况来进行辨证论治，多应用于外感温热病方面。本段所要谈的是脏腑部位的热证诊治方法，是着重从局部的病变即受病的脏腑部位所反映的病症病情等情况来进行辨证施治，多应用手内科杂病的热证方，面对不同的脏腑部位热证，则要采用不同的相应清法方治，才能取得应有效果。现将五脏热证清法各举两种为例如下：

（1）肺经有热、咳嗽气喘、皮肤蒸热、舌红脉数者，常用泻白散加减，以清泻肺热。

（2）肺经痰热瘀郁，形成肺痈，咳吐黄痰腥臭或如脓血、胸中隐隐作痛、脉滑数者，常用千金苇茎汤加味，以清肺化痰、逐瘀排脓。

（3）心经热盛，口舌生疮、心胸烦热、小便短赤、溲时涩痛者，常用导赤散加减，以清心导热。

（4）心胃火炽，迫血妄行，吐血衄血，或心胸烦热、口舌生疮、眼目赤肿者，常用泻心汤类以清泻心胃火热，使气火下降，则吐衄及心烦口疮诸证均可摒除。

（5）脾胃伏火，口疮口臭、烦热易饥，及小儿脾热弄舌等，常用泻黄散（又名泻脾散）加减，以清泻脾胃伏火。

（6）胃火上攻，上下牙痛，或牙龈红肿溃烂、牙宣出血、舌红苔黄者，常用清胃散加减，以清胃凉血。

（7）肝经实火，引起胁痛、口苦、目赤、耳聋、耳肿等，或肝经湿热下注，引致小便淋浊、阴肿、阴痒等，常用龙胆泻肝汤加减，以清泻肝经湿热。

（8）肝郁化火，胁肋胀痛、呕吐吞酸、口苦咽干、舌红苔黄、脉弦数者，常用左金丸加味，以清泻肝火。左金丸药只二味，一寒一热，辛开苦降，开郁降火，泄肝和胃，临床上肝胃不和证，常以本方和他方合用，治效甚佳。

（9）肾阴不足，虚火上亢，骨蒸盗汗，或咳嗽咯血，或烦热易饥，足膝疼热，舌红少苔，尺脉数而有力者，常用大补阴丸加减，以壮水制火，滋阴降火。

（10）肾阴不足，胃火有余，牙痛头痛，烦热口渴，或吐血衄血，舌干红，脉洪滑大，按有虚象者，常用玉女煎加减，以滋肾阴而清胃火。

上述脏腑热证诊治，只略举五脏为例，至于六腑热证，亦各有其证治方例，不多繁举。同时脏与腑原有表里的密切关系，有许多方治可以互相通用。如导赤散既可治心火证，也可治小肠热证；泻黄散既可治脾火证，也可治胃热证；龙胆泻肝汤、左金丸等既可治肝火证，也可治胆热证等。这类通用方治，我们必须熟悉性效，灵活运用。

火与热原有集中与散漫的不同之分，但中医书上常互混称，不甚严格界限。内科杂病的脏腑热证，多表现于局部，一般没有全身壮热等弥漫的火毒热势；因热较集中，故常称之为火，如上述的肝火、心火、肾火、胃火等。火性上炎、虽其病原是在内在下的某些部位脏腑，而其症状却常表现于上部，如上述诸脏腑火证多有头面部口舌眼耳鼻等炎热证象，治法只要清泻内部的脏腑之火，其头面的炎热症象自可摒除。

（三）分清阴阳虚实

热证有虚有实，阳盛则热，阴虚亦热；邪气盛则实，精气夺则虚；有邪为实，无邪为虚；新病多实，久病多虚；治疗大法，实热以凉泻为清，虚热以滋补为清，这是热证虚实的诊治大法。前面所言各节，大都属于实热证，现不再重述。本节拟就虚热方面，略加论述。

虚热证以阴虚发热者为多，也有阳虚发热或阴阳两虚发热的。虚证之热，一般热较低而渐，时发时止，病程较久。阴虚多夜热，或昼轻夜重，以夜属阴，阳入于阴，阴虚无以济阳，则阳偏亢而发热。阳虚多外寒，阳虚而发热者，其病机较为复杂；又由于元阳衰竭，火不归源，而戴阳于上，上虽热而下则寒；或格阳于外，外虽热而内则寒。又有由于中气不振，脾阳下陷，阴乏资源，无以涵阳，因而阴火上乘，虚热外越，此东垣所谓饮食劳倦、脾胃气虚而致发热之证，此种气虚的发热，多于上午阳气初盛，或于稍有烦劳，即《内经》所谓"阳气者烦劳则张"之时而发热，或发热加重。阳虚发热和阴虚发热之辨，应再结合其他脉证进行综合分析：阴虚者除多于入夜烦热外，其手足心每较手足背为热，常并见心胸烦热，合称五心烦热。阴虚而热乘之，阴液受其蒸泄，故于夜睡时常出现盗汗，盗汗则阴益虚而热益炽，热益炽则益蒸迫盗汗，这样恶性循环，导致体益枯瘦、虚火上浮、颧颊泛红、舌红苔少、脉多细数，成为骨蒸劳热的严重病候，《证治准绳》的清骨散，《卫生宝鉴》的秦艽鳖甲散，均为治此证的名方。《温病条辨》的青蒿鳖甲汤原为治温病后期阴液已伤、邪热深伏阴分，而见夜热早凉、热退无汗之证，近人亦常用以治骨蒸劳热及诸阴虚火旺的虚热证。有一种骨蒸潮热证，其病因是由于肾阴不足、虚火亢盛的，如误用苦寒清热之剂，必使其热益炽，此即《内经》所谓"诸寒之而热者取之阴"。王冰释其义谓"寒之不寒，是无水也"，必须"壮水之主，以制阳光"的治法。如用六味地黄丸之类，使阴足以制阳，则热自退。另有一种血虚身热证，亦多于午后或夜间发热，其时肌肤烦热、面红目赤，虽有烦渴不甚喜饮，脉象虚大；此证血虚不能养肝，肝阳因而外浮和上冒之故。李东垣特于此乃创立当归补血汤以治之。东垣说："此证身热烦渴，有象白虎，但白虎证得之外感，为实热内盛，故脉大而长；此证得之内伤血虚，故脉洪大而虚，重按全无，误服白虎必死云云。"后世对于血虚身热证，常以四物汤加减为治，如《医宗金鉴》治血虚发热用地骨皮饮（四物加丹皮、地骨皮）之类。

阳虚发热证：由于脾阳不振、中气虚陷者，多于上午或烦劳时发热，多伴见食少倦乏、怯寒自汗、面色㿠白，与实热证或阴虚发热者之面红恶热显有不同。同时，多见舌淡齿印、脉大无力等气虚征象。东垣于此证特创立补中益气汤以治之，使气旺阳升，则阴火自降，而热自除，此即所谓甘温除热之法。如热证由于阴阳两虚者，则应采用阴阳两补之法；如气阴两虚、潮热自汗的劳热证，常以益气和营之黄芪鳖甲散加减治之。至于元阳衰败、火不归源之戴阳于上或格阳于外的寒极似热证，治宜益火之源，当于仲景的通脉四逆汤、白通加猪胆汁汤或景岳的六味回阳饮、右归饮等方剂随证选用加减以救治之。

另有一种虚中带实之热证：如血瘀发热之干血痨证，常以午后或夜晚发热、肌肤甲错、面目黯黑、唇干青紫、脉象细涩，妇人则月经涩少或经闭，此为瘀血内结，治须活血行瘀，《金匮要略》用大黄䗪虫丸治之，后人常配合《医林改错》的血府逐瘀汤加减为治。又有一种气郁发热之劳热证，亦多于午后低热，或忽寒忽热、心烦急躁易怒、胸闷胁痛、妇人常月经不调、口苦颊赤、脉多弦细而数，此为气郁化热、肝失条达，治宜解郁清肝，临床上多以丹栀逍遥散加减为治。

（四）明确方药性用

要掌握方药的运用，首先必须明确方药本身的作用及其适应证，现略举清法中常用的几种方药为例，稍加申述。

1. 白虎汤

是清法中清气分热的代表方，是《伤寒论》中治阳明经热炽盛的主方，津气较虚者则用白虎加人参汤。《伤寒论》有关这两方证的条文，如所谓

"热结在里，表里俱热""自汗出""口燥""舌上干燥""面垢""脉洪大"或"浮滑"等，这些症象联结起来，才是比较全面的白虎汤证。后人有概括白虎汤的脉证为大热、大渴、大汗及脉洪大等四大证象，亦颇扼要。如病程中有经汗、吐、下等误治致伤津气，或病中津亏气耗较多，脉见洪大而重按则虚软无力者，宜用白虎加人参汤以兼益津气。白虎汤的主药石膏，色白晶亮，质重而松脆，击而解之，则条缕纷散，性味辛甘大寒，具有强大的清散肺胃肌腠实热的功效；据民国名医张锡纯及近年石家庄治疗"乙脑"应用石膏的临床治效体验，必须选用整块晶亮者（这是含有结晶水，与解热作用有重要关系），于临用时砸细入煎，并须重用和多水先煎，分次徐徐温服，使药力常在上中焦发挥作用；而不宜大量一次顿服，反使药力下沉滑泻。服后并宜盖被静卧，以求内热随汗从肢体微微透出。此种煎服用法与疗效关系甚大，切须注意。石膏其实没有辛甘味道，而本草称为性味辛甘者，即指其具有这种清散肺胃实热从肌腠透出之作用。

2. 竹叶石膏汤

《伤寒论》以治"伤寒解后，虚羸少气，气逆欲吐"者。本方清热而兼和胃，补虚而不恋邪，不仅用于热病后期余热未清之证，凡暑热病中，身热汗多、津气有伤、烦渴脉虚数者，均可加减应用；王孟英清暑益气汤即从此方加减化裁而成。方中竹叶近世药肆多用草本的淡竹叶，核与古方竹叶实有未合。古方用淡竹之叶，系竹属的常绿多年生植物，高多丈余至三四丈，《本草求真》称竹叶合石膏能解胃热，以生一年嫩而有力者佳。今所用之淡竹叶，乃生于低湿地上之草本，春月从宿根生苗，高只二三尺，夏秋间于梢上抽穗生绿色长形小花，这与竹属之生理形态全殊。这种草本淡竹叶，虽亦有清热解烦利尿之效，然属矮小草本，生于湿地，清利下焦湿热作用较好，如导赤散方中用之则可；至于用在清泄上中焦之烦热，则应以采摘高大之竹属的鲜竹叶用之为是。清营汤、清宫汤之竹叶心，亦应采摘高大竹属之鲜竹叶卷心为宜。白虎加人参汤及竹叶石膏汤方中的人参，一般主张用西洋参，王氏的清暑益气汤亦用西洋参；但西洋参来自国外，现价甚贵，一般人不易购用，可以太子参（属石竹科，也称孩儿参）代之，功用虽比西洋参弱，但价钱便宜得多，用量可以大些。

3. 几种醒神镇痉的方药

热邪内扰，出现高热神昏，甚或痉挛抽搐等症时，治疗上常采用安宫牛黄丸、紫雪丹、至宝丹等凉性开窍的成药，三种成药的性效略有差异，施用时应知有所选择。三种成药中均有麝香、犀角、朱砂等开窍醒神、清热解毒、安神镇静的共同主药，唯牛黄丸内多芩、连、栀、黄等苦寒清热药品，对于热势较重而昏谵狂乱者用之较宜；紫雪丹内多镇痉的羚角及寒性重镇的石类药，且有功能通下之二硝用量颇多，对于有痉搐及便秘症状者用之较宜；至宝丹无上述二方多具诸药，但方中麝香、犀角用量较多，约占全方重量的十分之三，其开窍醒神作用较强，据现代药理实验，麝香、犀角均有强心作用，故对于热势较轻、心力较弱而昏谵较著者用之较宜。这三种成药常与清宫汤剂同用，清宫汤用犀角尖、玄参心、竹叶卷心、连翘心、莲子心和连心麦冬等六味，药均用其药之心或尖，古人用药象形取性，以心能入心，多具有自内心透出之生气；特别是连翘专用其心，连翘色赤象心，其中的粒状小心，捻碎嗅之，气香有油：忆在抗战前阅过已故名医陆渊雷所编的《中医新生命》杂志上，曾载有人用连翘心研细以代麝香，并经实验能兴奋醒神、使人失眠云云。现市场上真麝香很难得，而价又甚贵，这种可以代用的便宜药，实值得进一步研究运用。

犀角与羚羊角同为清热解毒、安神镇痉的珍贵药物，在热病中的某种严重阶段，用之得当，确有其优良治效，但用之不当，亦可使病症反而加重。泉州市民间有些人未明此二药的正确用途，一遇发热未退，以为此二药是种高贵的退热良药，常自向亲友或"华侨爱国赠药处"索取这二药的任何一种，自行磨汁调服，以致有些因误用反使病症加重。要知此二药性不同，各有适应证。羚羊角与犀角均为该动物自卫与攻击的武器，坚锐刚劲，具有金石的坚硬镇静之性。但犀角色黑，长在鼻上额中，主入督脉心经的血分营分，功主清心凉血，多用于营血热盛、吐血衄血或出斑、心神昏狂等证；羚羊角色青白，长于头角两侧，主入肝肺两经的营分气分，功主清肝息风，多用于肝风发痉、肝热目赤头痛等。用犀角以病在心经营血阶段者为宜；用羚羊角以病在肝经气营阶段者为宜。如病尚在卫表阶段，羚羊、犀角均不宜重用，用之反有引邪深入之害。已故北京中医院原院长张菊人《医话》中有说"银翘散原为散剂，不知何人改为丸剂，甚或滥加羚角名羚翘解毒丸，借售高价，实悖鞠通制方本意"云云。按羚角、犀角价均昂贵；据现代中药学介绍：山羊角与羚羊角、水牛角与犀角，均有相类似的治效作用，唯功力较弱，用量须大些。本市多年前治疗乙脑、流脑应用的羚羊角，也是取用"三反五反"运动时交出的假羚羊角（即白山羊角所假制的）代用的，临床观察，确有一定治效。

五、注意事项

1. 表热证

热证属于表热者，虽其热甚盛，如表邪未解，不可以清法治其热。《伤寒论》第175条"伤寒脉浮，发热无汗，其表不解，不可以白虎汤"，即是对此不同的证治提出的诫语。一般发热，特别是在病之初期，往往为机体抗逐病邪的一种自卫性反应，在一定程度的发热，于机体抗逐病邪是有利的，此时绝不宜滥用清热方药，特别是苦寒或辛寒的重剂，不仅会减弱机体的抗病力，甚可使病邪引入更深重的部位。现有人提倡"截断"治法，谓可以药先于病，此法主用于某些邪热炽盛传变迅速的危重病种、其治法和理论，尚在继续讨论之中。

2. 里热证

清法主要用于里热证，但里热证有在气、在营、在血等之分，治疗时必须正确使用相应的清法方药。如热在气而治其血，亦可引邪深入；热在血而治其气，不仅未能治其血，反而伤其气，同样可使病症益加严重。

3. 实热、虚热证

热证有虚实之分，实热证以凉泻为清，可以苦寒方药直折其热，虚热证以滋补为清，则不能以苦寒药折其热，有部分证还须采用"甘温除热"之法，而用益气助阳的方药。

4. 里热炽盛证

清热汤药入口即拒格吐出者，可于清热药中加入少量辛温药如姜汁之类以反佐之，此即所谓"寒以治热，而佐以热"的一种反佐治法。

5. 真寒假热证

清法主要用于里热证，但有部分真寒假热之证，最应认真审别，如误用寒凉清热方药，可以顷刻生变，常致救治无及。

6. 用药注意事项

清热方药大都性较寒凉或凝滞，易于损阳和败胃，用时应病去即止，不宜久用。特别是素质虚寒之人，得了热证，应用清热方药，只宜用至十之六七而止，以后则以甘平之剂缓撤余热。已故名医蒲辅周在论述清法中曾说："凡用清法体质弱者，宁可再剂，不可重剂，避免热证未已、寒证即起之戒。"

第十五篇 消 法

一、含义及其发展概况

消法包括有消导积滞和消散肿结的含义，其治疗对象为气血痰食的瘀滞积聚、痞满肿胀，以及内脏结石等有形壅结的病症。消法是运用具有渐消缓散作用的方药（包括外用治法），使其壅结的有形病症得到消除或改善的一种治法。程钟龄《医学心悟》说："消者，去其壅也；脏腑经络肌肉之间，本无此物，而忽有之，必为消散；乃得其平。"《素问》说："坚者削之，客者除之，劳者温之，结者散之，留者攻之，……上之下之，摩之浴之，薄之劫之，开之发之，适事为故。"又说："必伏其所主，而先其所因，其始则同，其终则异，可使破积，可使溃坚，可使气和，可使必已。"以上所言，都含有消法之义。丹波元坚《药治通义》在"消法"后按语说："消之为义广矣。凡病实于里者，攻而去之，此正治也；其兼虚则补而行之，此奇治也。然更有虚实相半，攻有所过，补有所壅者，于是有消法之设焉。其类有四：曰磨积，曰化食，曰豁痰，曰利水是也。盖此四法，除利水外，其药应病愈，不似吐下之有形迹，如内消然，故名之为消焉。"丹波对此消法的名义，说得更为明白。丹波又说："十剂中有通剂、滑剂、燥剂，俱是消法。……利湿，亦消法也。"可见消法内涵极其广泛，故程氏在论消法中亦云："医者以一消学视为泛常，而不知其变化曲折，较他法尤为难也。"

消法的治疗对象，据程氏论消法中所指出的，包括有气（滞）血（瘀）、积食、蓄水、痛胀、虫蛊、劳瘵、疢癖、癥瘕、七疝、胞痹、肠覃、石瘕，以及前后二阴诸疾。丹波在论消法后的按语所指出者，包括气积、血积、食积、疳积、痰涎、水饮。以现在院校教材的名称分之，大概可包括内科的积聚、鼓胀、水肿、淋证、癃闭、瘀证、痰证，以及肝胆和泌尿系统的结石症等；外科方面可包括有瘿瘤、瘰疬，及内痈、外痈等，凡治疗上需用消法以治之病症皆属之。

消法与下法同有消除有形病邪和痞满肿胀等病症的作用，但在临床应用上，两者的治疗效用却有所不同。下法较常用于胃肠内外病邪急剧形成的肿痛病症，消法则多用于身体内外缓渐积而成的痞满肿结病症，下法主要用于急攻荡涤以取捷效，消法则多用于缓消渐磨以收缓功。在某种病症，消法与下法亦可同用。消法虽不如下法那样峻猛而易伤正气，但消法毕竟亦是一种消削克伐的治法，不能泛用或久用，用时应适可而止，对于体气虚弱的病人，尤不宜长期滥用。

《内经》中早已提出消法的治疗对象和应用原则。《素问·奇病论》说"病胁下满气逆，二三岁不已，……病名曰息积，此不妨于食，不可灸刺，积为导引服药，药不能独治也。"此言癥积之癥既成，不能单靠服食汤药，必须兼用缓渐的导引方法，如近世的气功疗法，或加用阿魏消痞膏药外贴，以辅助消散的疗效。《素问·腹中论》又举出具体方药，如用鸡矢醴必治鼓胀，四乌鲗骨一芦茹丸以治血枯症，此实后世消法方治之滥觞。仲景《金匮要略》书中用鸡屎白散以治转筋，以腹棕用蜘蛛散以治狐疝；用桂枝茯苓丸以治妇人癥病；用鳖甲煎丸以治癥瘕疟母，用大黄䗪虫丸以治干血劳伤等，皆在《内经》示例的基础上而加以发展的方治。《千金翼》用破癖汤（方用枳实、白术、柴胡）以治疢癖；十水丸沁方用大戟、葶苈等十药为丸）以治水肿鼓胀；《外台秘要》用葶苈丸（方用葶苈、椒目等十药为丸）以治水肿，用新鼠泥封烧煅合桂心为末酒服以治妇人狐瘕、月水不通，如有孕状。古方禹余粮丸（用针砂、蛇含石、禹余粮等药为丸）酒服，以治鼓胀水肿及有形积块，李中梓《医宗必读》称"许学士、朱丹溪皆赞此方为冰胀之圣药。"古代对这类癥瘕肿胀疾病，多用攻积逐水的峻药，后世渐知此种慢性难治疾病病久积渐，病根深固，标实本虚，非可以短期内峻攻而获治效，多采用较缓和的渐消方治，如张洁古制枳术丸以治腹胀痞满；李东垣制枳实消痞丸以治心下痞满，中满分消丸以治中满热胀；朱丹溪制保和丸以治食积酒积、脘腹胀满等。

祛除痰湿的方治：治疗水湿肿满方面，上面已略言及。至于痰字，《内经》未见言及，只言及饮。《金匮要略》始将饮与痰合论，首创苓桂术甘汤为治痰饮的主方，又附《外台秘方》茯苓饮以治心胸中有停痰宿水。《景岳全书》谓"痰之与饮，……饮清澈而痰稠浊，饮唯停积胃肠而痰则无处不到。"盖有形之痰，或贮于肺，或停于胃；无形之痰，或窜经络，或扰肝胆，外或蒙心窍，可以发性诸证。《千金方》有温胆汤治痰热上扰、虚烦不眠；王隐君有礞石滚痰丸治实热老痰发为癫狂惊悸，或胸满痞闷。

活血化瘀的方治：《伤寒论》《金匮要略》早有抵当汤、丸，下瘀血汤及上举的桂枝茯苓丸等祛瘀诸方。李东垣有复元活血汤为治堕伤恶血留于胁下、痛不可忍的名方；明末傅青主制生化汤治产后恶露不行、少腹痛；《医宗金鉴》有桃红四物汤、过期饮治痛经及月经过期、腹部胀痛；王清任《医林改错》以阐述逐瘀方治为主，创血府逐瘀汤、补阳还五汤等祛瘀方二十多首，为现临床所常用。近代唐容川著《血症论》，也强调祛瘀治法，他说："凡血证总以去瘀为要。"民国初张锡纯著《医学衷中参西录》亦重视祛瘀治法，创活血效灵丹以治疮癖癥瘕、心腹疼痛，为现代"宫外孕方"，治异位妊娠的张本。

嗣后各类方治渐多，据目前的方剂学所载，其分目可包括在这消法范畴内者，约有消导、化积、行气、祛瘀、化痰、燥湿、利水、软坚、散结、消利结石等，还有痈疡的消托等治法。必须一提的，现在有人认为祛瘀治法在当前某些病症的应用颇为突出，主张在八法之外再增"活血化瘀"法。笔者认为证分八纲治分八法，已成习常概目，祛瘀亦属消法范畴，如必再分详目，则各种常用治法甚多，何止此祛瘀一法。

二、治疗作用

（一）消食导滞

饮食虽为日常必须之事，但应有一定的质和量之限制，《素问·痹论》说："饮食自倍，肠胃乃伤。"假如酒肉食恣啖无度，以致脾胃消化不及，则可停滞为病。《金匮要略》首篇所谓"檗饪之邪，从口入者宿食也"，即此之谓。宿食的证治：一般食滞在上脘，证见胸脘不适、满闷欲吐者，当用吐法引而越之。如食滞在下脘，证见腹部胀满、疼痛拒按者，当用下法以通导之。如食滞在中脘，脘腹胀痛不甚，但满闷不适、嗳气酸腐、不欲饮食，尤其厌恶所伤之食物，既无上逆欲吐之势，又无下结胀痛之急，则吐下两法均非所宜，只宜从中消导，如用保和丸和楂糵平胃汤之类，以助食积之运化。如积滞胀满较甚，可加枳实、槟榔，以增强消导之力。如积滞化热、泄利不爽，或便秘胀痛、舌苔黄腻者，则应兼导湿热，如用枳实导滞丸之类以通导之，积滞既去，则胀痛不适诸证自除。脾胃较虚弱者，必补益与消导并行，如用香砂枳术丸或香砂六君丸之类。虚多者，则纯与甘温快脾之剂，如用理中丸或异功散之类。盖用药治病，必赖胃气之资助，如胃气衰弱，则药力无所凭借。胃气强者，一般过食停滞，损谷自愈，常不用消导药物而自愈也。如积滞已久，渐至羸弱，或腹胀肢瘦，胁内有痞块，已成积聚虚证，另从他治。

（二）散聚消积

积聚癥瘕的病症，多见于酒食不节、情志郁结，或脏器受某种病邪或蛊毒的侵害，或久泻久痢，肝脾两伤，疏运功能遭受严重损害，日久则气滞血瘀、痰食互结，形成胁下痞块肿硬、胁痛腹胀的积聚病症。此病初期，其病机以气滞为主尚未瘀结成积者，虽发作时状如癥瘕，攻冲胀痛，但上下无定，时聚时散，治宜行气舒郁、散聚止痛，方用《济生方》大七气汤加减。如病机以食滞气阻为主而见胀痛拒按、便秘食呆者，治宜通秘利气，方用六磨汤（四磨饮去参加木香枳壳、大黄）加减。如证已成积，气结血瘀，胁下痞块增大，按之觉硬，痛处不移，体瘦色晦，舌质紫暗者，治宜化瘀消痞、兼健脾胃，现院校教材多介绍用膈下逐瘀汤或加用《金匮要略》鳖甲煎丸吞服，合六君子汤等健脾方药交替间服，攻补兼施，务使正气渐旺，气行瘀化，积块才能逐渐消退。此证在初中期，笔者常用《济生续方》推气散（枳壳、桂心、姜黄、甘草、生姜、大枣）加鸡内金、麦芽、陈皮等，并与柴芍六君汤（六君加柴胡、芍药）交替间服，不用急攻逐瘀，只求健脾行气、缓渐消磨，效果尚好。

妇人少腹癥瘕，《金匮要略》用桂枝茯苓丸治疗。泉州市中医院妇科用加味桂枝茯苓丸（即桂枝茯苓丸方加丹参、乳香、没药、牡蛎、海螵蛸以增强祛瘀散结之力）治疗子宫肌瘤，效果尚好。

（三）除胀消肿

肿指肢体浮肿，胀指脘腹胀满。胀形于外，满聚于内，胀必有满，满则不必有胀。仲景书中所言腹满，大都属于新病急证；本节所言胀满，主要属于缓渐人病。胀满之重者，即为鼓胀，其成因大抵与上节积聚证所言者略同。《内经》谓"浊气在上，则生胀满"，多由肝脾疏运职责缺失，清浊升降功能废弛，因而痰湿凝聚、气血瘀滞所致，病久积渐，标甚急而本则虚。古代多用攻逐峻剂，以治其标之急；近代多兼补益，以缓治其本。现代中医教材，对鼓胀初期胀满不甚坚急者，认为气滞湿阻，治用疏郁理气、利湿散满，方选柴胡疏肝汤与胃苓汤加减。如胀满已甚，小便赤涩，大便溏泄而少、滞而不爽者，此为脾失健运，湿热内阻，病久根深，虚实相碍，治颇困难，法宜健脾益气、清热利湿、消补兼顾，耐心治之，实无捷径可行，现教材多介绍用东垣中满分消丸加减为治。程钟龄《医学心悟》对此证主用"和中丸"（方为白术、扁豆、茯苓、枳实、陈皮、神曲、麦芽、山楂、香附、砂仁、半夏、丹参、五谷虫、荷叶），谓通治积聚鼓胀。笔者此前在中医病房，外界对此类病人，多介绍来住院治疗。当时数位老中医都在门诊，有时请入病房会诊，他们见到用一般消利方药无效，辄用逐水峻剂攻之，以取得暂时消胀之快，但不久胀满复起，再泻则药力渐差，而峻药毕竟大伤胃气，结果食欲大减，体气益衰，此时已成为攻之不可，补之不能，消之无效，终不免于告穷归天。笔者在多年的病房诊疗观察中，渐渐认识到这类晚期腹水的形成乃肺脾的疏运功能已遭受严重的损害，其病机的气滞、血瘀、湿阻、热郁等病理状况，均已达到很难调理的程度，标虽急而本甚虚，断非可用峻泻办法以取捷效，因而拟用一种比较缓和而具有温通行气利水的治法，选用《万病回春》鼓胀问的首方"分消汤"进行加减以治之（处方为枳实、白术、陈皮、茯苓带枝、腹皮、丹参、泽泻，茵陈、肉桂、沉香、厚朴、槟榔、莱菔子等十三味，并随证适当加减）；不求速效，久之，气得温而行，气行则水利，水利则肿胀自渐消退，当时曾治愈多例。但如病人正已大虚、食欲衰减、肢瘦腹鼓膨紧、静脉怒张、神色枯晦、舌绛光燥者，则难为力矣。

肢体浮肿《内经》称为"水"，《金匮要略》称为"水气"，后世则称"水肿"。其成因多由外感风邪水湿，内伤饮食劳倦，引致肺脾肾三脏水液运化发生障碍，而泛溢潴留于肌肤之内，一般分为阴水与阳水两大类。由外感引起者多，为阳水，起病急，肿自头面开始，继及肢腹，以上部肿为著；按之皮陷易起。由内伤引起者多为阴水，起病慢，多从下肢开始，继及头面肢腹，以下部肿为甚，按之深陷而难起。一般治法：阳水宜宣肺利水，方用越婢加术汤或五皮散加苏叶、香薷之类；如湿郁化热、肿胀痞闷、二便不利，须表里分消，方用疏凿饮子加减；阴水宜温运行水，方用实脾饮或真武汤等加减。

（四）软坚散结

这里所言的坚结，是指一部分外疡病症的肿痛硬结，如瘿瘤瘰疬和痈疡阳证或阴证。这类外疡的成因，亦多由外感六淫或内伤七情，以及恣食辛热厚味，引致营卫不和、气血凝滞、经络阻滞，而在相关的体表部位产生各种外疡病变。

瘰疬多生于颈项两侧，多由肝郁阴虚、痰火凝结而成。初期坚实不痛，治宜疏肝化痰、软坚散结，方用逍遥合千陈，送服消瘰丸或内消瘰疬丸。瘿多生颈前，瘤则随处可生，肿而不痛，多由忧思伤脾、痰湿凝滞，治宜理气化痰、软坚消肿；瘿症多用四海舒郁丸，或海藻玉壶汤，均加黄药子和香附，以增强解郁消瘿之力；气瘤则用通气散坚丸加减。外痈阳证多生于体表肌肉之间，红肿热痛，多由外感六淫毒气，或过食膏粱厚味，热毒壅聚、气血凝滞而成，初起宜清热解毒、活血消肿，方用仙方活命饮加减。如属外疡阴证，多生于肌肉深部，疮形漫肿、不红不热、微痛或不痛，来势缓慢，多由气血不足、毒气深入、气不宣行、阴血凝滞而成，治宜温补和阳、散寒通滞，方用阳和汤加减。以上证治，多属外疡初期，适用消法内服治疗者的示例。

（五）消利结石

以往中医书籍都未曾明言结石病症，仅在五淋证中的石淋证，小便中有沙石之状，当属泌尿系统结石之一种。结石的形成，亦当由外邪六淫或内因七情，或多食肥甘酒食，引致脏腑失和、气机郁滞、湿热内蕴、疏泄不利、清液杂质、互相胶着、逐渐凝结而成。现临床上较常见者为肝和胆及肾和膀胱的结石症。

1. 肝胆结石

肝与胆为表里关系，《脉经》说："肝之余气，溢于胆，聚而成精汁。"如由上述的内外病因，引致两者不和，疏泄与通降不利，凝结成石，阻塞通道，不通则痛，而见右上腹胀满恶心厌食，或出现黄疸。治疗原则为针对病因，清利湿热、疏利气机、畅利通道，并重用消散结石之药，使结石逐渐消散而排出，如是则胀痛诸证自愈。据报道：天津市南开医院使用胆道排石汤（金钱草、茵陈、郁金，枳壳、木香、生大黄），或遵义医科大学附属医院的排石汤 5 号（较适用于胆石症间歇期的气滞型，药为金钱草、枳壳、木香、川楝、黄芩、大黄），或 6 号（较适用于急性发作期的湿热型，药为金钱草、虎杖、枳壳、木香、延胡索、山栀、大黄）。如合并感染，出现寒热及胀痛剧烈者，可随证采用天津市南开医院的清胆行气汤、清胆利湿汤、清胆泻火汤，疗效颇好。

2. 泌尿系统结石

肾与膀胱亦为脏与腑的表里关系，膀胱为贮藏尿液之所，尿液来源于肾脏，两者上下有通道，如由上述的内外病因引致气化不利、通利障碍、凝结成石、阻塞通道，而见腰腹胀痛，或发作性的剧烈绞痛，治宜通淋利尿、消石排石，挟湿热者，兼清湿热。常用石韦散与八正散两方均加金钱草二两交替服用。三金汤（金钱草 30~60 克，海金沙 15~30 克，鸡内金 69 克，研粉吞，冬葵子、石韦、瞿麦均各 9~12 克）、二金排石汤（金钱草、鸡内金、木通、牛膝、瞿麦、车前子、滑石、甘草、琥珀粉）均可参考应用。

三、治病机制

消者，消融消散，使有形的病理积聚、臃肿、结块等病态形成物，逐渐消融散失于无形无迹之中也。它与汗吐下法是把有形的病害物（包括汗法从汗中所挟同排出之病邪）向外明显排出者有所不同。

消法的方药如保和丸、枳实消痞丸、大七气汤、膈下逐瘀汤、中满分消丸、鳖甲煎丸、大黄䗪虫丸等，大抵具有导滞消积、理气散痞、化瘀消癥、软坚散结、行消合用、磨散互施等作用。其治疗对象，依篇首概义所列示诸症，包括的病种颇多，现只举其要者，略作治疗机制阐释。

古书中所癥瘕积聚、痃癖痞块，多指腹中的病理肿物而言，上下左右，病位不一，或坚硬固定不移，或移易聚散无定，这可能包括现代医学的肝脾肿大、腹内肿瘤、内脏下垂、胆囊疾患，以及胃肠功能紊乱，或梗阻一时，或痉挛冲逆等。如病态表现为移易聚散无常及胀痛不一者，其病机大抵为胃肠功能方面的痉挛或逆蠕动的病象，即中医所谓病在气分郁滞的气机逆乱，治应以疏理气滞为主，用药如枳实、枳壳、沉香、木香、青皮、陈皮、乌药、厚朴、香附等理气之药。依现代药理提示，这类药对胃肠平滑肌多具有抑制和兴奋的双重作用，既能降低张力，缓解痉挛，又能兴奋功能，增强蠕动，因之对胃肠功能失调的病态，能起到良好的调理治疗作用。如病态表现为肿块坚硬、固定不移者，其病机大抵在脏器本质方面，即中医所谓病久入络，深入血分，气滞血瘀，痰浊相依，凝聚固结，治较困难；除用理气药外，应兼选用活血化瘀药，如丹参、当归、赤芍、鸡血藤以养血活血；桃仁、红花、川芎、益母草以活血祛瘀；没药、乳香、延胡索、五灵脂以祛瘀止痛；三棱、莪术、山甲、水蛭以破血散结；以及半夏、陈皮、茯苓、白术、蒌实、麦芽等以祛除痰浊积滞；视病情需要，妥选方药。上列诸药，依现代药理，均有不同程度的改善血流动力学（扩张外周血管，增加器官血流量）、血液流变学（改善血液的浓、黏、凝、聚等病态）及改善微循环障碍等作用。但病积已久，形成硬块，单用活血化瘀消积诸药，短期内多难见效果，必须配合扶正助气诸药，制成丸剂久久服之，才能气行血行，起到缓消渐散的治疗功效。又须配合精神调摄、肢体活动如气功锻炼等，此乃《内经》所谓"大积大聚""不可灸刺，积为引导，药不能独治也"之大症，宜予耐心对待，不能急速求效。

此外，如痰停湿阻，形成痞满肿胀诸症，治应化痰消痞、利湿消肿，上节的治疗作用中，已略有阐述，欲知其详，可旁参方药诸书，这里不多繁述。

四、运用

（一）注意病位病因

消法多用于积聚与胀满的病症。积聚指腹内有肿块，胀满指腹部胀满，但不必腹内有肿块。现先言积聚：积聚与癥瘕，古常混称。其实癥即积之属，瘕即聚之属。《难经》说："积者五脏所生，聚者六腑所成也。积者阴气也，其始发有常处，其痛不离其部，上下有所终始，左右有所穷处；聚者阳气也，其始发无根本，上下无所留止，其痛无常处。"《金匮要略》篇说："积者脏病也，终不移；聚者腑病也，发作有时，辗转痛移，为可治。"《巢氏病源篇》说："癥瘕者，皆由寒温不调，饮食不化，与脏气相搏结所生也。其病不动者，直名为癥；若病虽有结瘕而可推移者，名为癥瘕（癥字似衍），瘦者假也，谓虚假可动也。"朱丹溪《金匮钩玄》说："有积聚成块不能移动者，是癥，或有或无，或左或右者，是瘕。"《景岳全书》说："诸有形成癥块者，皆积之类，其病多在血分，血有形而静也；诸无形或胀或不胀，时来时往者，皆聚之类，其病多在气分，气无形而动也。无形之聚其散易，有形之积其破难。"由此可知，癥与积，同为腹内有结块的形质可征，静固不移，病为在脏在血，为难治；瘕与聚，同为腹内无固定结块的形质，聚则暂时假物成形，移动不定；散则消失无迹，病为在腑在气，为可治。《难经》说："肝之积名曰肥气，在左胁下，如覆杯，有头足，久不愈，令人发咳逆痎疟，连岁不已……心之积名曰伏梁，起脐上，大如臂，上至心下，久不愈，令人病烦心……脾之积名曰痞气，在胃脘，覆大如盘；久不愈，令人四肢不收，发黄疸，饮食不为肌肤……肺之积名曰息贲，在右胁下，覆大如杯，久不已，令人洒淅寒热、喘咳，发肺壅……肾之积名曰贲豚，发于少腹，上至心下，若豚状，或上或下无时；久不已，令人喘逆、骨痿、少气。"《丹溪心法》说："痞块在中为痰饮，在右为食积，在左为血块。气不能作块成聚。块乃有形之物，痰与食积、死血而成也。"《景岳全书》则说"癥痞之积，凡或上或下，或左或右，本无定所，大都血积多在下，而气积、食积，则上自胃脘，下自小腹，凡有留滞，无处不可停蓄。"以上是古人对积聚的病位与病因的看法。至于治法，各家不尽一致，上章的"散聚消积"节中已略述及，兹不繁赘。痞满、胀满的病位病因，亦各不同。首先应将"痞满"与"痞块"分清："痞块"是指腹胁内有实质的肿块，即上面所言的癥积之类；"痞满"则是一种自觉的脘腹有满闷不通快之证，而腹内则没有肿块实质可触及。"痞满"又应与"胀满"分清，《丹溪心法》说："痞者……处心下，位中央，填满痞塞者，皆土之病也，与胀满有轻重之分，痞则内觉痞闷，而外无胀急之形者。"《景岳全书》说："痞者，痞塞不开之谓，满者，胀满不行之谓，盖满则近胀，而痞则不必胀也。"《证治准绳》说："胀在腹中，痞在心下。"总之，痞、满、胀三字定义原有不同，"痞"同否，即闭塞不通之意，为自觉症状，外无形，病位多在心下即胃脘部。"胀"与"满"，病位多在腹部，胀有外形，而满主内满；胀多兼满，而满不必兼胀。中医书中对于病名、病症的命名，本无统一，各人随意立名，未必皆符上义。"痞满"证有虚有实，消法是用于实证或虚实兼杂之证，病因多由食积或痰湿积滞，治疗可参考上章"消食导滞"节的治法。如积滞较久、脾胃已虚、而痞满较为坚实者，治宜消补兼顾，可用枳术汤或丸或枳实消痞丸之类。"胀满"证如新证、轻证，亦可用消导散满或行气利湿之剂治之。如属病久虚胀，则治应从补益为主。至成鼓胀，治较困难，李东垣的中满分消丸，李士材的阴阳攻积丸，程钟龄的和中丸，皆为治疗此证而设。《格致余论》说："医不察病起于虚，急于作效，炫能希赏；病者苦于胀急，喜行利药，以求一时之快；不知宽得一日半日，其肿愈甚，病邪甚矣，真气伤矣，去死不远。古方唯禹余粮丸，制肝补脾，殊为切当，亦须随证，亦须顺时，加减用之。"此病证治，可参见上章"除胀消肿"节中。

病位和病因，多有密切关系，《金匮要略》说："清邪居上，浊邪居下，……湿伤于下，雾伤于上。"譬如水肿病，起自外感者多成阳水，先自面肿，肿以上身为甚；起自内伤者，多成阴水，先自下肢肿，肿以下身为甚。证因不同，治法亦异。《金匮要略》说："腰以下肿，当利小便；腰以上肿，当发汗乃愈。"又如痰气郁结之梅核气，痰热互结之结胸，病位多在胸上部；水湿内停之蓄水，瘀血内结之蓄血或石瘕等，病位多在下腹部。明悉病位病因，治疗才能有的放矢，从而达到"消其病而不伐其正"的良好治效。

（二）注意病程病性

治疗各种病症，都应注意病程的新久和病性的虚实，二者有一定的关系，新病多实，久病多虚，但又不是绝对的；新而虚和久而实者，亦不乏其例。应用消法治疗的病症尤应注意及此。《医学心悟》说："夫积聚癥瘕之证，有初中末之三法焉，当其邪气初客，所积未坚，则先消之，而后和之；及其所积日久，气郁渐深，湿热相生，块因渐大，法从中治，当祛湿热之邪，削之软之，以底于平。但邪气久客，正气必虚，须以补泻叠相为用……若夫块消及半，便从末治，不使攻击，但补其气，调其血，导达其经脉，俾营卫流通，而块自消矣。"我们临床遇到的病毒性肝炎初起急性期，肝脏虽肿大，但质地未坚，此时治法可用清利湿热、祛除病邪的方药，病症好转，肝肿亦常随之消退。一些急性热病，脾脏肿大，经过清热解毒的祛邪治法后，热退病愈，脾肿亦往往随之消散。如病症久延不愈，肝脾肿大逐渐变硬，此时积瘀已较深固，正气亦多耗损，治疗就非祛邪消法可轻易治愈；必须消补兼顾，边补边消，扶正祛邪，缓渐治之，才能取得治效。仲景的鳖甲煎丸就是攻补合用于治疗疟母痞块的丸剂。清代董西园《医级》说："如积气在阴，坚顽内伏，阳气难行，药难三及，唯有神师鳖甲煎丸，取飞潜动跃之物为用，借其体阴用阳之功，俾得入阴而旋转阳气，庶可入阴通阳，以消解此坚顽深固之痼疾也。"王肯堂《证治准绳》说："凡诸块不宜用煎剂，只宜用丸子，盖块至难消，若用煎剂，如过路之水而已，徒损元气，于块无益；唯丸子入胃，徐徐而化，径至所患之处，潜消默夺，日渐损削，其块自小。"古人知道对待此种慢性积块的病症，不能用汤剂荡涤所能迅速消除，宜制成攻补并用的丸剂，缓渐吞服，以达到渐磨缓消的治效。对于体气较虚者，且须先服补剂一段时间，然后再服消补合用的丸剂。因此类癥积病症，大多病久正虚，虽有痞块，其治必须以补为主，以消为次。昔薛立斋用芦荟丸治疳癖，每用归脾汤送服；李士材用阴阳攻积丸治疗坚硬脾积，常先煎服四君子汤数日后，才服攻积丸；程钟龄用和中丸治积聚鼓胀，也都佐服五味异功散。古人治疗此类积聚病症，都特注意扶正以祛邪瘀。《素问》说："大积大聚，其可犯也，衰其大半而止，过者死。"《景岳全书》说："壮人无积，虚人则有之，……实中有积，大毒之剂治之尚不可过，况虚而有积者乎？"这说明患了积聚病症，病人体气尚可任受攻伐者，亦只宜"衰其大半而止"，如体气已虚不能任受攻伐者，则须专事补益，健运脾胃，使气血渐旺，日久之后，人身正气自能产生自我消积的功能，使积块在不知不觉中渐自消失。有时也可在痞块的胁腹外部粘贴膏药如阿魏消痞膏之类，以助内在的消散作用。即使不消散，亦不必刻意治之。临诊上常遇到腹胁内长期存有痞块的人，仍如常长期工作无碍。另有种患者，屡求消除这种痞块，屡用破瘀消伐方药，结果痞块坚不可破，而正反伤，程钟龄所谓"有当消而消之不得其法以误人者"此也。

另有一种"暴癥"证，《巢氏病源》说："暴癥者，由脏腑虚弱，食生冷之物，脏既虚弱，不能消之，结聚成块，卒然而起，其生无渐，名曰暴癥也。本由脏弱，其癥暴生，至于成病，死人则速。"此病当属现在的癌症如肝癌之类。此病目前尚无有效的方药治法，但其治疗大法的新久虚实补泻原则，仍然适用。盖初积未久，正气未虚，可速攻邪去病；如积久正虚，此时治法，所重在命不在病，自以扶正延续命期为主，对于减少恶化，延长生命，仍有一定意义。

胸腹胀满的病症，亦应视病程之新久和病性之虚实，而异其施治。如病在初期而证属实属急者，治应速去病邪，采用《内经》所言的"其高者因而越之，其下者因而竭之，中满者泻之于内"等吐下的治法。如病程已久，积滞已深，积重难返，非可朝夕攻逐而去者，就应采用"因其重而减之"的渐消缓减治法。《丹溪心法》"积病不可用下药，徒损真气，病亦不去，当用消积药使之融化"，即是指此治法。另有一种虚满证，如《金匮要略》说："病者腹满，按之不痛为虚……腹满时减，复如故，此为寒，当与温药。"此类虚寒胀满，自应与温补治法。至于瘿瘤瘰疬及外疡等，病久证虚者，亦不宜用消法治疗，而应采用补托等法治疗。

（三）熟悉方药性用

如何运用治法，首先应对该类方药的性用熟悉。现举消导食积的方药为例。

消导食积的常用药物如麦芽、神曲、山楂，北方称此三药为三仙。麦芽主消面食之积，并有退乳及消散断奶后乳房胀痛之效（回乳须生用，神曲主消酒食陈腐诸积，亦有回乳作用；山楂主消肉食之积，并能散瘀行滞，现药理研究称有降低胆固醇、扩张血管、降血压及收缩子宫等作用。谷芽与麦芽同有消食开胃之功，小儿消化不良，二药常同用，唯谷芽性较和缓，对体弱脾虚之小儿较宜；麦芽消积力较强，《本草纲目》及《外台秘要》等书都称能催生落胎，虽未必尽然，但体弱易流产之孕妇，必须慎用。莱菔子有消食行滞及祛痰作用。枳实、枳壳有消痞散积导滞作用，现药理研究称能增强子宫的收缩和张力，及增强胃肠节律性蠕动，故有治胃下垂、子宫脱垂，及通利胆道、排除胆石的助效。鸡内金有消食健脾、消痞化石及止遗尿作用。诸药合用可增强消食的协同作用，如上述三仙常同用，但应视由何种食积及病证情况而选定主药辅药和其配伍用药。

上述这些药物的炮制问题，目前尚有些争论，如麦芽、谷芽、神曲等含有消化酶，鸡内金含有激素，有些人主张均要生用，以为炒制可使酶或激素受破坏损失，而减弱其帮助消化的作用；有些人则认为应依习惯上经过微炒，使其有些焦香气味，可增强醒脾健胃的功效。现有人实验麦芽等经过微炒对酶无影响，但不宜炒至焦黑；鸡内金经微炒研末吞服，功用比生用汤剂为好；莱菔子亦宜微炒令有焦香后，于用时捣碎袋包入煎，对于消食行滞祛痰作用较好；如生研调温开水服，可吐风痰，张景岳即用此以代替瓜蒂散和三圣散的吐法。山楂一般有生、炒、黑三种，生或炒的山楂，有增加胃液消化酶，助消化作用，黑楂肉经过炒黑成炭化，有吸收肠内酵发的气体和加强收涩制泻的作用，对于肠内胀气及泄泻多杂气沫者，实有较好的治效。所以在应用炮制的药物时，应视治疗目的，而选用适合的炮制药品。

治食积的方剂，常用保和丸，《丹溪心法》再加白术一味名大安丸，保和丸去连翘、半夏、莱菔子而加白术、芍药名小保和丸，均治食积，兼能健脾。对脾胃较虚弱者，上方中应加参陈香砂，以增强脾胃健运而起促进消食化滞的作用。平胃散有和胃消食、燥湿散满的作用，治饮食不节、消化不良、胀闷嗳腐，或兼呕恶溏泻等，效果颇好。兼有外邪寒热外证者，笔者常加藿香、半夏，即成不换金正气散；大便溏泻黏滞者，加黄连、木香，即成香连平胃散；食积较甚者，则加焦三仙；有人怕闻苍术气味欲作呕者，可去苍术易为干姜，即景岳新方和胃饮。

仲景枳术汤治"心下坚大如盘，边边如旋盘，水饮所作"者。张洁古枳术丸亦用枳、术二味，唯加荷叶包饭合制为丸，治脾虚食滞、腹胀痞满。李东垣枳实消痞丸在枳、术之外，复有黄连、夏曲、麦芽、干姜及参、苓、草计十味为丸，原书《兰室秘藏》名失笑丸，治"右关脉弦，心下虚痞，恶食懒倦，开胃进食"。枳术汤重用枳实以行气消痞，佐用白术以健脾化饮，且作汤剂，作用较峻，消多于补。枳术丸术倍于枳，且合荷叶烧饭，重在健脾，又作丸剂，意在缓治。枳实消痞丸亦重用枳实以消痞，佐用厚朴、夏曲、麦芽以散满消积，四君健益脾气，助诸药以消痞散满；因证见右关脉弦，有土困木侮、湿郁化热之渐，故又重用黄连少用干姜，有佐金平木、苦辛泄热之功，全方消补并重，为实脾防肝、消痞散满之缓剂。三方皆治脾虚痞满：在脾不甚虚而痞坚较急者，可用枳术汤，如脾较虚而痞满不甚者，则用枳术丸；严如脾虚痞满均甚，且有木郁化火之象者，则用枳实消痞丸。诊治时自应视具体病情，灵活加减运用。

以上只举一部分消导食积的方药，略作提示分析为例，其他各类方药的性用，都应平时精究熟悉，临床施治时、才能遣方恰当。

（四）熟悉治法内容

消法的治法内容极为广泛，上确已略道及。过去对消法的介绍，大多着重于消导食积和消散积聚病症，其实临床上所常应用的祛痰利湿法和近年来有较大发展的活血化瘀法，都是属于消法的重要内容，本节将对此方面略作申述：

1. 祛痰利湿法

痰、饮、水、湿四者，同为身体津液输布失常的病理产物，是身体的健运输泄功能发生障碍，而致水液停留所反映于临床证候的不同表现。古人说"积水成饮，欲凝成痰"；又说"湿为水之渐，水为湿之积"。是水、湿、痰、饮，实是异名而同类，只是形态有稀稠、停留的处所有所不同而已。四者同为阴邪，临床上可从热化，但以寒化为多。其治法，《素问》提出："平治于权衡，去宛陈莝，……开鬼门，洁净府。"《金匮要略》提出："病痰饮者，当以温药和之。"这是古代对此痰、饮、水、湿病症提出的治疗大法；具体证治，上面"除胀消肿"等节中，已略叙述。另有一部分痰湿病症不表现在肢体胸腹外表上的有形肿胀病态，而表现为眩晕、昏厥、癫痫、喘嗽、酸痛、溏泻等，则应依其不同证情，作相应的不同治法。如眩晕用半夏白术天麻汤，昏厥用导痰汤，癫痫用定痫丸，喘嗽用六安煎，酸痛用指迷茯苓丸，溏泻用胃苓汤等。如病性已化热，则治法办应随之变化。近有报道：患内耳迷路水肿所致的眩晕（美尼尔综合征），按《金匮要略》的"心下有支饮，其人苦冒眩，泽泻汤主之"的治法，用加味泽泻汤（泽泻15~24克，白术9克，钩藤15克）治内耳眩晕症，效果很好。还有其他有关报道，如重用泽泻的复方治疗此类眩晕，均收到良好疗效。

2. 活血化瘀法

用活血化瘀祛治疗瘀血，近年来的报道颇多。瘀血乃血之病理变态。正常的血，行于经脉，流行不止，环周不休，营卫全身，以奉生身，莫贵于此。如失其常，即成瘀血；瘀血乃丧失了正常功能的血液，或滞于脉内，或溢于脉外，既不为生理所需要，反为障害致病的病理因素，故《内经》称之为"恶血""留血""坏血"，《金匮要略》称之为"干血""蓄血""瘀血"，《血证论》称"凡离经之血，皆为瘀血"。总之，即失了正常功能之异血也。从现代医学的认识，当含有血液循环障碍，如局部出血、郁血、缺血、血栓形成、结缔组织增生和变性等；活血化瘀法即为针对上述等瘀血病症的治法，它具有改善微循环、消炎止痛、软坚散结及软化组织等治疗作用。

活血化瘀法目前已广泛应用于临床各科，现略摘数种报道示例：

（1）用于冠心病：中国中医科学院西苑医院总结北京地区防治冠心病协作组采用活血化瘀冠心11号方（丹参30克，川芎、红花、赤芍、降香各15克）治冠心病心绞痛31例，连续服一年，显效51.6%，改善32.3%，总有效率83.9%。心电图变化显效28.6%，改善21.4%，总有效率50.0%。（见中国中医科学院西苑医院内科活血化瘀11号方治疗冠心病的疗效观察内部资料。）

（2）用于脑血管意外：复旦大学华山医院神经科对缺血性脑卒中采用两组比较，西药组51例，用于酸，星状神经节封闭，碳酸氢钠和低分子右旋糖酐静脉滴注，有效率为60.78%。丹参组43例，以丹参注射液16克加入

10%葡萄糖液 500 毫升静脉滴注，14 天为一疗程，未用其他扩张血管药物，有效率为 83.72%。两组比较，丹参组比西药组的有效率高。

（3）用于慢性胃炎：中国医科大学附属医院初航等用益气化瘀法为主（用党参、丹参、川楝各 2.0 克，黄芪、红花、川芎、没药、元胡、乌药、砂仁各 1.5 克，吴茱萸、黄连各 1.0 克，制成丸药，每丸 10 克）治疗慢性胃炎 106 例，另随诊顺序第四例分入对照组服干酵母片的 30 例，全部病例连续服药 6 个月，定期门诊随访，记录病情，疗程结束后判定疗效，结果治疗组临床总有效率为 88.9%，其中 32 例有治疗前后的胃镜检查结果，好转者 15 例（46.9%），无效者 17 例（53.1%）；活组织检查治疗后好转者 17 例（53.1%），无效者 15 例（46.9%），其中有 3 例萎缩性胃炎竟能好转为浅表性胃炎。对照组临床有效率为 6.7%，疗效差异非常明显。

（4）用于肝脏疾患：济南市传染病医院用膈下逐瘀汤或加丹参、大黄，治疗慢性活动性肝炎 25 例，部分病例配合短程小剂量激素治疗，结果主要症状好转达 90% 以上，80% 病例肝功能均恢复正常。

（5）用于乳腺增生：北京中医学院东直门医院采用"乳块消"（丹参、橘叶各 15 克，王不留行、川楝子、地鳖虫或广地龙、皂角刺各 10 克）治疗 125 例，平均服药 4~5 个月，近期临床治愈及显效各 50 例，好转 16 例，无效 9 例。

（6）用于异位妊娠：山西医科大学把已破损型的异位妊娠分成三型（休克型、不稳定型、包块型），治疗中第 1、2 型用宫外孕 I 号方（丹参、赤芍各 15 克，桃仁 9 克），第 3 型用 II 号方（前方加三棱、莪术各 3~6 克），根据兼证随证加减。临床治疗 613 例次中，近期治愈 90% 以上，包块全部消失。远期随访 600 例中仅有 13 例因患第二次异位妊娠而住院。

活血化瘀法用在各种瘀血病症中，也应视当时的兼证及其邪正缓急的不同情况，而异其治法。如异位妊娠属于中医的少腹瘀血证，治当活血化瘀；但如出血过多，出现虚脱，即应急用大剂独参汤之类，以先益气救脱，待脱回正复，再从事其化瘀的缓渐治法。对于正虚血瘀的病症，应重视扶正以化瘀的治法，首都医院中医科诊疗脑血管意外后遗症，认为多属于气虚血瘀型，而以补阳还五汤加减的疗效为好，特别要重用黄芪以补气。

五、注意事项

1. 注意标本缓急

消法多用于上述诸种痞满肿结的病症，大多为本虚标实而以实为主者。如证属纯虚者，则消法有所不宜。有些病情是本甚虚而标又甚实者，则应视当时的标本缓急情况如何，不管是标是本，均以先治其急为要。

2. 合理使用攻积之剂

大积大聚非攻不去者，一般轻剂消法无济于事，必用强有力的攻积之剂，《素问》谓"有故无殒，亦无殒也"。然《素问》又说："大毒治病，十去其六；常毒治病，十去其七。"亦即上所引述"衰其大半而止，过者死"之意；不应以其攻之有效，而必欲攻之使平便尽也。其尚剩之余积部分，只宜以健脾养正之剂为治，其病根已动，必能渐自消平。此乃古人治积经验，值得吾人临床注意。

3. 适当加用外治法

治疗癥积，亦可加用外治法，即在积之体外表部，加贴阿魏消痞膏或加掺些麝香等，确有渗透内部帮助消散作用。张景岳又介绍加用外灸"痞根"法，即在患者背脊第十三椎旁开三寸半，大约与脐平线，患左灸右，患右灸左，或左右俱灸，谓有神化之妙。但非一次便效，须或此或彼，交替连续灸之。外贴膏药法，对瘰疬痈肿等，药力可直达病所，疗效尤著。

4. 掌握缓消癥积药物的服用时间

消导食积、帮助消化的药物，于食前半小时服之为佳，因能适时促进消化液的分泌和胃肠的蠕动，可加强消导作用。对缓消癥积的药物，亦宜于空腹和夜间睡前服之，因此时胃肠内较少食物等东西，药物较易充分吸收，并可随夜气行于阴，而入深部病处起缓渐治疗的作用。

5. 合理服用温通行散药

上述诸种痞满肿结等，除证已久郁化热或伤阴者外，一般喜用温通行散消导的药物，忌前寒凉壅滞敛涩之品。在病体条件许可时，可适当作些"导引吐纳"如太极拳、气功疗法等轻柔活动，有助于病体之康复。

6. 不可长久服用消食导滞药

一些帮助消化食滞的成药如保和丸、复方山楂丸、楂曲平胃丸等，只宜在有食滞痞闷时服之，病愈即止；不能以其有帮助消化作用而长久服之，反可损伤胃气；因久服则使胃肠产生依赖惰性，不复振奋原有的消化本能，从而造成非服消化药不可的病态。

第十六篇 补 法

一、含义及其发展概况

补法亦称补益法，其治疗对象为虚证，是运用具有滋养强壮、补虚扶正的方药（包括食物），使虚弱的病症达到康复或改善的一种治法。《内经》所谓"虚者补之""劳者温之，损者益之""不足者补之""因其衰而彰之"均是指此补法而言。

虚证不是一个单独的疾病，它包括各种疾病所致的机体衰弱、正气不足的症象。《素问》说："精气夺则虚。"精，指机体的物质；气，指机体的功能；夺，谓受到损失或减弱。全句谓机体的物质和功能均受到损失或减弱，即是虚证。虚证有的是整个机体均见衰弱，有的只是机体的某一部分较为突出，例如气虚、血虚、阳虚、阴虚，或某一脏器某一方面之虚，因之补法亦有相应的各种不同功用。

正气内虚，是邪气侵着的基本根据，正与邪是疾病发生过程中的一对基本矛盾。邪气是包括外来或内生的致病因素，正气是机体适应内外环境的抗病能力。邪气不能独伤人，邪气必通过正气内虚而起作用，《素问》说："邪之所凑，其气必虚。"又说："正气存内，邪不可干。"《灵枢》说："卒然逢疾风暴雨而不病者，盖无虚，故邪不能独伤人。"正邪不两立，正虚则邪着，正盛则邪却。正气衰，邪气盛，则病趋恶化；正气盛，邪气衰，则病势减轻以至痊愈。所以扶正祛邪，是中医治病的一个重要原则，而补法则是扶正方面的一个重要部分。一般来说，补法适用于纯虚证，或虚多邪少之证，或邪虽多而只是由于正虚无以起到排除病邪之故的患者。在补法的运用方面，有时可以用纯补法，有时是补正与祛邪并用，或先补正后祛邪，或先祛邪后补正，这要视患者的具体病情如何而定。

古人在长期生活的体验中，见到某些有补益性的食物和药物，确能增强人的体质和精神活动能力，从而认识到有补益作用，因而用之以治疗虚弱的病证。《神农本草经》收载药物365种，分为上、中、下三品，其中有补益作用者，大多列为上品。明清时代的《本草纲目》和《本草纲目拾遗》收载有补益性的药物约达300种左右。

张仲景制方，主要用在祛邪除病方面，但其中的炙甘草汤、小建中汤、黄芪建中汤、当归生姜羊肉汤、人参汤（即理中汤）、肾气丸等，仍是后世所崇奉的补益性重要方剂。在热病中和热病后的正虚又有热邪的病症中，又制定了白虎加人参汤、竹叶石膏汤等，指导了后世应用补正与祛邪并用的治法。仲景的肾气丸主要在补肾阳，适用于肾阳不足的病症。宋代钱乙著《小儿药证直诀》，以小儿为纯阳稚阴之体，体气柔嫩，不宜壮阳温燥之药，他巧妙地把肾气丸中的桂、附二药去掉，制成著名的六味地黄丸，以治小儿肾虚之证。明代赵养葵盛称此方为治肾虚作渴及肾虚发热的神剂。李东垣《脾胃论》对劳倦伤脾、气虚发热者，创制补中益气汤，为并导后世"甘温除热"的名方。《丹溪心法》对阴虚火旺、骨蒸潮热者，创制大补阴丸，他说："阴常不足，阳常有余，宜常养其阴，阴与阳济，则水能制火，斯无病矣。"后世温病学派即承其说，着重滋阴治法，常称"留得一分津液，便有一分生机"，强调养阴生津在治疗上的重要性。张景岳则称"阳非有余，阴常不足"，着重阐明阴阳互根而不可分之理，创制了左归丸、饮和右归丸、饮的两类补肾阴补肾阳的名方。并在"医方八阵"立出"固阵"一门，清代汪讱庵《医方集解》立有"收涩之剂"，现方剂学则列为"固涩剂"。近有人编著《中医治则研究》，在八法之外，增立"固涩"一法，笔者谓中医治法甚多，若欲在此"医门八法"的旧纲领之外再立名目，则何止此固涩一法？故本篇将"固脱敛散"之法，略举其例，概括在此补法中稍为介绍。

中华人民共和国成立后对补法采用科学方法进行了多方面的研究，取得许多实验成果。现简介一部分如下：

上海医科大学第一附属医院沈自尹等，对 223 例支气管哮喘患者，运用治哮成法"发时治肺，平时治肾"的防治原则，在好发季节前 1~2 个月，给患者温补肾阳药 2~3 个月，能防止或减少发作，显效率为 57.7%~86.1%，而相同条件不用补肾预防的 90 例，显效率仅 10.6%~22.6%。

上海中医药大学附属龙华医院，以粗制胎儿甲种蛋白作抗原免疫家兔，使之起免疫反应，然后检测抗体最初出现和最后存在的时间，结果观察得温补肾阳药（肉桂、仙茅、菟丝子、锁阳、黄精等）能使抗体提前形成；而滋补肾阴药（鳖甲、玄参、天麦冬、北沙参等）能使抗体存在延长时间。广州中医药大学用健脾益气的四君子汤对小白鼠进行肝脏糖原等的影响试验，见到能使肝细胞糖原的含量增加，谓可能包括有碳水化合物代谢的改善及能量供给的增强。

叶显纯写的一篇《中医补法作用原理的研究》称：补法主要具有补充人体营养物质、改善或调整机体生理功能、增强机体抗病能力的作用；还有提高智力、延年益寿及抗菌消炎等作用。某些补益方药对心肌功能低落和循环血量不足，有较好的治疗作用。此外尚有促进和改善造血功能、调节消化系统功能的紊乱、改善代谢、促进和调节机体免疫功能、调节环核苷酸等作用。

二、治疗作用

(一) 补虚救逆

机体虚弱包括营养体质的衰减和功能活动的乏力，这种虚证，补益治法能起到补充机体物质和增强功能活力的作用。《素问》说："形不足者，温之以气，精不足者，补之以味。"这里把"形"与"精"相对而言，形在外，精在内。《素问》又说："夫言人之阴阳，则外为阳，内为阴。"又说："阴者藏精而起亟也，阳者卫外而为固也。"所以这里的"形"，是指形体的卫外阳气即功能的活动方面而言；"精"是指精血等内藏阴质即物质基础方面而言。形不足即指阳气等功能活力方面的不足。故要用气厚养阳之品以温助之，"温"带有兴奋功能之意；精不足即指精血等物质基础方面的不足，故要用味厚养阴之品以补充之，"补"带有填补物质之意，这里指药物和食物的气味与人体阴阳气血有着不同的助益作用。临床用药和食养上，有许多实例可作说明：药物如参、芪、桂、附等有补气补阳作用，归、地、麦、芍等有补血补阴作用，这是大家都知道的；食物方面，鸡补阳，鸭补阴，鸡尤其公鸡壮阳、补阳更强，鸭尤其母鸭老鸭，滋阴更好。龟、鳖补阴，鳗、鳝补阳，这也是大家所熟知的。阴虚阳亢的病人，服食鳖或老鸭母，可见好转，如误食公鸡或大鳗，可随见病情增剧，甚或衄血、吐血。用药亦是这样，阴虚阳亢的病人，如误用益气助阳之药，亦可随见病情的增剧。

补中益气汤具益气升阳的作用，现多用于气虚乏力、气虚发热、气虚下陷如胃下垂、脱肛、子宫脱垂及重症肌无力、上眼睑下垂等。据现药理研究报道，本方加入枳壳（有收缩平滑肌作用），对内脏下垂及脱肛的疗效更好；再加益母草对子宫的收缩作用更为突出。本方如除去升麻、柴胡，则升陷作用减弱，且不能持久；但如单用升麻、柴胡，则又不表现出作用，可见是全方各药配合适当的效用。

生脉散（汤）为治气阴两伤的方剂，多用于气短多汗、心悸乏力，或气虚欲脱者，现已制成注射剂，主治心源性休克等，每次2~4毫升，肌内注射或静脉注射，实验证明有升压和增强心肌收缩力等作用。

疾病到了虚脱阶段，尤其急病突见虚脱的危急之际，补益救脱方药，更是起到转危为安、起死回生之力。独参汤、参附汤、人参四逆汤、生脉散等都是临床常用于救脱的方剂，现上海、天津等各大制药厂都有制成注射剂，便于临时应急之用。

（二）扶正祛邪

邪气盛而正气亦盛的病症，可用直接祛邪的治法。但邪盛而正虚的病症，则应采用祛邪扶正并用的治法。正气虚衰的外感病人，常使用参苏散或人参败毒散等扶正解表的方剂。仲景的桂枝新加汤、桂枝人参汤，陶节庵的再造散，李东垣的麻黄人参芍药汤等，亦是扶正祛邪的解表之方。不仅表实正虚证的方治是这样，里实正虚证的方治亦是这样，如黄龙汤、增液承气汤等，即是扶正去邪的攻里之方。小柴胡汤人参与柴芩并用，是扶正祛邪和解半表半里之代表方。人参白虎汤、竹叶石膏汤、清暑益气汤等，均是扶正以祛暑热之方；即如活血祛瘀剂中之补阳还五汤，方中黄芪之量，数倍于活血祛瘀诸药，其重点亦是助正气以去邪瘀。

另有些病症，是有病邪，而其矛盾的主要方面，是在于体虚而使邪着不去，即只要采用补法扶正，使正盛而邪自去，而不必合用去邪之药。如李东垣的补中益气汤，即为用以治疗劳倦内伤之外感发热证，笔者对于气虚感冒治不愈者，或素体气虚易患冒的病人，常采用之。张景岳在此方中去黄芪、白术，加熟地黄、山药及生姜，名补阴益气汤，以治疗劳倦伤阴，或阴虚内乏，以致外感不解者，笔者亦常用之，确有良效。又如景岳所制的何人饮、休疟饮，为治气血俱虚、久疟不止之治疟专剂，它只用补养气血之药，而无一味去除疟邪之品，却能起到治愈疟疾的效果。像这类主用补法以治愈体虚无力除邪的病例，医案书上是很多的。

对正虚而邪盛的治法，张景岳有一段话足资参考："设有人焉，正已夺而邪方盛者，将顾其正而补之乎？抑先其邪而攻之乎？见有不的，则死生系之，此其所以宜慎也。夫正者本也，邪者标也。若正气既虚，则邪气虽盛，亦不可攻，盖恐邪未去而正先脱，呼吸变生，则措手不及。故治虚邪者，当先顾正气，正气存则不致于害。且补中自有攻意，盖补阴即所以攻热，补阳即所以攻寒……如似不得已，亦当酌量缓急，暂从权宜，从少从多，寓战于守斯可矣。此治虚之道也。"

（三）调平偏虚

人体阴阳气血之间的相互关系，不是静止不变的，而是不断地在进行着相互资生、相互制约的消长活动。血与阴代表着物质基础，气与阳代表着功能活动，在正常生活中是保持着相互协调的动态平衡，如果协调失常，失去了相对的平衡，就会出现某一方面的偏盛或偏衰的病态。正如《素问》所说的"阴胜则阳病，阳胜则阴病，阳胜则热，阴胜则寒"，以及《素问》说的"阳虚则外寒，阴虚则内热"等偏倚的病象。补法是应用于虚证，应针对其某一方面的偏虚，而予以相应补益扶助，气虚者补气，血虚者补血，阳虚者补阳，阴虚者补阴，如两者均虚，则两均补之，务使达到正常的相互协调和相对的平衡，使之"阴平阳秘，精神乃治"。

"气为阳，血为阴"，气与阳同一属性，气虚常导致阳虚，阳虚多兼气虚，气虚阳虚者，大都表现为面色㿠白、少气懒言、神倦怯寒等阳气不足的症象；补气药常用人参、白术、黄芪等，如阳虚的寒象较为明显，则加用肉桂、附子、干姜、鹿茸等助阳之品。血与阴同一属性，血虚常导致阴虚，阴虚多兼血虚，血虚阴虚者，大都表现为面色萎黄、瘦弱、心悸、失眠、烦热等阴质不足的症象；补血药常用当归、熟地黄、枸杞等，如阴虚的热象较为明显，则加用麦门冬、生地黄、芍药、龟板等滋阴之品。但机体中阴阳气血是个对立而统一的整体，两者是有相互依存的密切关系，故治疗上两类方药中，常要相互配伍，以发挥相互资助的作用。如治血虚阴虚的当归补血汤、左归丸等方中，亦配有补气补阳之药；治疗气虚阳虚的生脉散、右归丸等方中，亦配有补血补阴之药。不过在其针对复杂虚候的矛盾主次方面，要善于辨证遣药，在其调剂配伍用法上，自各有其主次轻重的不同。

（四）增强免疫

免疫学说是现代医学的新近理论，"免疫"二字，顾名思义，是免除病邪的感染或侵害。病邪包括外来或内生的致病因素，非机体正常所有，一旦侵入人体，机体对此异物便产生了抵御活动，这就是身体的正气与病邪发生斗争的反应，免疫学称此入侵异物的病邪叫"抗原"，身体产生了抵御能力的正气叫"抗体"，某种病邪的抗原入侵，身体正气即产生了某种对应的抗体与之搏斗，结果是打败或消灭了那种抗原，使身体达到正常的平衡与稳定，这种专一的某种抗体对应某种抗原的免疫作用，叫做特异性免疫；以后这种病邪（抗原）如再入侵，便马上被机体的这种抗体消灭掉，不能在身体产生疾病。另有种非特异性免疫，是指有比较广泛性的免疫作用。

身体的免疫功能低下，抵御病邪侵害的能力降低，身体就易为病邪所感染或侵害，这同中医所谓正气不足的虚证很相似。中华人民共和国成立后许多医药研究部门，曾作了许多研究实验，证明中药中许多补益药物能提高机体的免疫功能，如肉桂、仙茅、菟丝子、锁阳、黄精等补阳药，有促进抗体提前形成的作用；玄参、鳖甲、天冬、麦冬、沙参等补阴药，有延长抗体存在时间的作用。

人参：具有增强机体非特异性抵抗力，提高机体适应性，促进病理过程的恢复正常的功能。又能增强大脑皮质兴奋的强度和灵活性，提高工作能力，减少疲劳，增强机体的抗病能力；刺激造血器官，使造血功能旺盛。

黄芪：现已证实对机体的免疫功能有促进作用，能显著地增强网状内皮系统的吞噬功能，与党参合用，这种作用尤为显著。又能提高白细胞诱生干扰素的功能。经人群试验，确证有防治感冒的效果。与党参配伍，对肾炎蛋白尿有治疗作用，也常用于白细胞减少症及血小板减少性紫癜。

刺五加：作用特点与人参基本相同，有良好的抗疲劳作用，并能提高耐缺氧能力；增强机体非特异性免疫防卫能力，促进抗体的形成。又具有兴奋中枢、抗应激、促进肝的再生能力、提高蛋白质的生物合成、促进性腺及降低血压等作用。

淫羊藿：本草称能补肾壮阳，强筋骨。药理研究表明，能增强机体非特异性免疫防卫功能，表现为能提高吞噬细胞的吞噬能力，治疗慢性支气管炎的肾虚型患者，其T淋巴细胞值较低，用药后可见淋巴细胞数显著上升，提示其疗效与免疫增强作用有关。实验证明尚有雄性化激素样作用，治疗阳痿、早泄，有显著疗效。

蛤蚧：为滋肾补肺药，其提取物可增加免疫器官重量，对抗免疫抑制剂，增强网状内皮系统活性，增加抗体形成等作用。

补法为治疗正气不足的各种虚证，中医所称的正气的作用，大抵与机体免疫功能相似，正气有元气及卫气等，卫气主要作用是防御外邪，元气主要作用是维持机体内在的阴阳平衡，确保机体免疫功能的相对稳定。卫气与元气又有密切联系，它们同源于肾。《灵枢》说："卫出于下焦。"中医所称的肾，对机体的免疫功能起着重要的调节作用的。中医称"肾为先天之本"，为真阴真阳所在，补法的扶正固本，即以补肾为主要，这也说明补法与增强机体免疫功能具有密切的关系。

（五）敛散固脱

张景岳对医方进行分类，创立八阵，其中有固阵一法，在古方八阵的固阵条序云："元气既伤，虚而且滑，泄漏日甚，不尽不已，故方有固阵。"李时珍《本草纲目》有云："脱者，气脱也，血脱也，精脱也，神脱也，脱则散而不收，故用酸涩温平之药，以敛其耗散。"滑脱耗散之证，多见于体气虚弱、功能低下的人，表现为气血精液或二便方面的耗散滑脱等现象，如自汗盗汗、久嗽虚喘、久利滑脱、尿遗精滑、崩中漏下等病证。其治法多用补益性和敛散固脱性的方药，如用敛汗固表的牡蛎散、柏子仁丸、玉屏风散等，以治疗表虚自汗盗汗；用敛肺止咳的九仙散、五味子汤等以治疗肺虚喘嗽；用涩肠固脱的桃花汤、赤石脂禹余粮汤、真人养脏汤、四神丸等以治疗肠虚滑泻；用涩精止遗的金锁固精丸、水陆二仙丹以治肾虚遗精，桑螵蛸散、缩泉丸以治疗尿频尿遗；用固崩止带的固冲汤、清带汤（均为张锡纯方）、固经丸、愈带丸等以治疗血崩带下等。

敛散固脱的方药，多用于病久正虚、脏气功能低下、乏力固摄的病症，多与补益正气之药同用，以增强相辅相成的协同治效。如属大虚大脱者，则又应专以补益方药为主，以挽救其脱散之急。至于病来新骤，正气未衰，只是由于病邪干扰，影响脏器的功能紊乱，而出现上述那些汗、嗽、泄、遗、崩、带等，其外候现象虽似相同，而其病因本质则异，治疗则需以祛除病邪为要，不能用上述那类收敛固涩的方药，以免"闭门留寇"，反使邪无出路，而致病症加剧。

三、治病机制

补者，补不足也。人们在病后体虚，或营养不良、正气不足之时，能得到营养食物或补益方药服食之后，犹饥者之得食，即可明显见到身体气力和体质之逐渐恢复，这就是补法的治疗作用。

补法的治疗对象是虚证，虚证的表现《医学心悟》说："如病中多汗，腹胀时减复如故，痛而喜按，按之则痛止，病久禀弱，脉虚无力，此虚也。"一般虚证多见于重病久病之后，或先天不足、后天失养、形体瘦弱、面色苍白、精神萎靡、体倦懒言、行动易喘、心悸胆怯，或气虚自汗，或隐痛喜按、食少便溏、小便清长、舌质淡嫩少苔、脉象细弱等。如阳虚特甚，可兼见肢冷畏寒；如阴虚特甚，可兼见手足心热、夜热盗汗、脉常弦细而数。此为体内阴阳气血俱不足的总症象。现代医学认为这类虚证，多为体内正常必须的物质和维生素等均较缺乏，内分泌腺体往往变性或萎缩，基础代谢衰弱，免疫功能低下或失调，机体的生理功能显示低下。虚证有全身性的，亦有局部性的，如某一脏腑或阴阳气血某一方面的偏虚，治疗方法自应针对不同情况，给予相应的补益方药。补益方药大都具有共同的气味，即绝大多数为"甘温"，"甘平"次之，"甘凉"者唯滋阴药中见之。可知"甘"为补药的共味，补药多甘，甘药多补，甘居五味之中，能补五脏，作用中和，又能和中缓急、调和诸药。虽补益方药，亦多兼有其他诸味如酸辛苦咸等，但其中总以甘味为主。《灵枢》说："阴阳俱不足，补阳则阴竭，泻阴则阳脱，如是者可将以甘药，不可饮以至剂。"《灵枢》又说："阴阳形气俱不足者，勿取以针，而调以甘药也。"张景岳注特指出："甘之一字圣人用意深矣，……若以苦劣不堪之味而求其能补，无是理也。"盖甘为土之本味，不特悦口开胃，且先入脾，然后资益各脏，古人谓"土能生万物"，良有以也。

至于药性的寒热温凉四气（性），唯"温"得春天的温暖生发之性，符合补益药的性效。补益药多具缓和的兴奋强壮、扶衰起弱的作用，在治效上最终常能改善机体功能和热量不足的状态。至于滋阴药所具的"凉"性，则得秋收的清肃收敛之性，它的性效多具镇静、抑制、滋潜的作用，在治效上最终常能改善机体的虚性兴奋如虚热等症象。现代药理实验表明，补阳益气药能使机体的抗体形成提前，养阴滋津药能使抗体存在时间延长。此盖物性有其自然趋向，非牵强以附会也。

补法药物的效用，依现代药理学所述，约有如下作用：

1. 提高机体的工作能力

如人参水浸膏具有减轻疲劳作用，对老人智力、记忆力和思维迟钝有提高效力；鹿茸能降低肌肉疲劳，能改善睡眠与食欲；大枣、甘草、白术、肉苁蓉能增加实验动物体重，增强肌力。

2. 提高机体的适应性

如人参、刺五加、五味子能增强机体对各种有害刺激的非特异性抵抗能力；人参能使犬在大失血垂危的低血压中稳固回升，延长存活时间乃至恢复健康。

3. 促进和调节代谢能力

人参皂苷能促进糖类及脂质代谢；甘草、当归、黄精、何首乌、桑寄生都具有不同程度降低血清胆固醇及改善动脉硬化的防护作用。

4. 促进内分泌中性激素等的作用

人参能兴奋垂体分泌促性腺激素，加速大白鼠的性成熟过程，使动情期延长；淫羊藿、蛇床子、补骨脂均具有雄性激素样作用；蛤蚧的提取物可延长雌小白鼠的动情期。

5. 提高机体免疫功能

党参、人参、黄芪、白术等能增强网状内皮系统吞噬功能；淫羊藿能增强吞噬细胞的吞噬能力；人参、黄芪、淫羊藿、五味子可提高健康人淋巴细胞转化率；黄芪对小白鼠液体免疫有促进作用。

综上所述，补益药能促进和调节代谢、促进性激素、提高机体工作能力等，这是补益身体正气的基础；而提高机体免疫力、增强机体对有害刺激的非特异性抵抗力，则是扶正与祛邪的协同作用；两者的作用结果，即是补法的治病机制。

四、运用

（一）补分缓急

虚证有缓有急，有轻有重，因之补法亦有急补、缓补、峻补、平补之分。一般地说，病势急迫、气血暴脱、阴阳垂亡之际，就应采用急补峻补的重剂，以抢救危亡于顷刻；如独参汤之救血虚气脱，要药专量大，频急饮之，方克有效。如证见亡阳厥逆之象，须加附子和干姜，如参附汤、人参四逆汤；参量要倍于附子。附子在治寒湿痛证才用大量；至于回阳救逆证，则用量不宜过大，一般不必过 10 克。加干姜则回阳通脉功用较强。救急最好用高丽参，不宜用西洋参。现国产边条参如老石柱参也很好，应选体较粗大、蒂较粗长、皮纹较细密、皮色较老黄、质地较重实者、在山培植时间较长、得气较厚者为良，实不亚于高丽参。应用峻补救逆，脱证初步挽回时，补剂仍应持续一段时间，以资巩固；否则恐药气一过，正复未固，往往虚脱复再出现。现如有条件，此种危脱急证，应配合西医打针输液等抢救措施为善。

慢性虚损病症，病势较缓，病程较长，宜采用缓补平剂，缓渐久服，不能采用重剂急服，妄求速效。《素问》说："补上治上制以缓，补下治下制以急，急则气味厚，缓则气味薄。"此亦举其大例言之，如言治下焦肾虚元脱之证，宜制气味厚之重剂以急补之，缓恐下元既脱，挽回无及也；治上焦肺虚气逆之证，宜制气味薄之轻剂以缓补之，急恐上气受壅，益增其逆也。但上下缓急之治，仍应视当时具体病情如何而定，不能据上述经旨而胶柱鼓瑟也。

人参性味甘平微温，大补元气，现价甚昂贵，在救急固脱时必用之，如在缓补平剂，可用党参代之。西洋参现价亦昂贵，性味甘微寒，与人参（高丽参）之微温者，功用不同，闽南地区民间多误为西洋参补气作用比高丽参强，妇人临产期每购备为产中虚脱之用，实误。虚证用补法，是个原则，但仍须早期施用，才易收效。如至证已大虚，才欲进补，收效就较困难。前人说，"虚者损之渐，损者虚之积"，虚损如至极度，则很难救治。程钟龄说："以假补真，必其真者未尽丧，庶几有效；若先天祖气荡然无存，虽有灵芝，亦难续命。"

对待慢性虚证，医生与病家都要有耐心和信心，选方既定，就要服用至一定时间，才能渐见效果。医生不宜动辄易方，病家亦勿动辄易医。已故名老中医岳美中说："治慢性病要有方有守。"又说："慢性肾炎的治疗，……后期尿蛋白持续在++~+++，用《金匮要略》防己黄芪汤有效，但黄芪不应小于30克，且应坚持用药半年以上。并举一例，治疗的头两个月证减不著，守原方叠进，再两个月而愈，关键在守方，守方之中，须注意观察病之动向，以消息方药。守方有时不在医家，而在病家，须与患者明言其理。"《素问》说："病为本，工为标，标本不得，邪气不服。"丹波元坚引赵羽皇说："万病莫如虚证最难医。"《难经》说："不能治其虚，何问其余?"上所引说，都是教导人们医治慢性虚证应注意之处。

（二）补分阴阳气血

前面已说过：阴与阳，气与血，是人体整体中相互对立而又相互联系的两个方面，它们是相互资生，相互制约，而又是相互依存，保持着相对的动态平衡的。疾病中如出现某一方面的虚衰病症，治疗上有些方是直补其偏虚之一面，如四君子汤之补气，四物汤之补血，保元汤之补阳，大补阴丸之补阴，这是单补一面的治剂。有些方治却要同时照护到相关联的另一方面，如治气虚剂中之补中益气汤、黄芪建中汤也配用补血的当归、芍药；治血虚剂中之圣愈汤、人参养营汤也配用补气的人参、黄芪。补阳方中如肾气丸、右归丸、十补丸，补阴方中如地黄丸、左归丸、河车大造丸等，阴阳两方面的药品都互有配伍，这都是前人根据气血相依、阴阳互根的道理，并针对病症双方的相关情况而制定的治剂，临床诊疗时自应善于辨证运用，特别是对于血虚证的施治，尤应注意到气这方面的扶持。李东垣说："血不自生，须得生阳气之药，血自旺矣。"东垣的当归补血汤为治血虚发热之方，药只归、芪二味，而补气之黄芪竟五倍量于补血之当归。临床上治疗大出血脱证常用独参汤，只用补气的人参一药，而不用补血之品，乃因血脱之际，气因无所依附而随之脱失，在这抢救的关键时刻，应知此时的有形之血不易速生，而无形的将亡之气，急应抢先救回，气回则阳生阴长，血才有续生之力。如先用或单用补血之药，则滋滞缓弱，血未能生，而气已先亡矣。但如证属血虚而气不虚者，则可用补血药而少助补气之品。至于气虚，则少用补血药，以其阴柔碍气故也。但也非绝对如此，要视其所虚的原因及其主次轻重如何，而不同其组方用药，不能片面地强调"气药有生血之功，而血药无益气之理"，试问灯火之发光，而无油质之滋生可乎？

阴指物质，包括机体中的津液精血等物质基础，尤其重要的是肾中的真阴，更是阴质的原始基础；阳指功能，包括机体中的神智气力等功能活动，尤其重要的是肾中的真阳，更是阳气的原始动力。真阴、真阳具有互根的密切关系，阴中有阳，阳中有阴，阴阳水火，交相为用，阴以阳生，阳以阴长，两者实是一个统一整体，所以补阴、补阳的方药治法，最应注意到两方面的相互照应，不能单顾一面。《素问》说："诸寒之而热者取之阴，热之而寒者取之阳，所谓求其属也。"此段经旨，参照前人注解：谓寒之而热者，是以若寒治热而热反增，此非火之余，乃真阴之不足，阴不足则阳有余而为热，故当取之于阴，如用六味地黄汤、左归丸饮之类，壮水之主以制阳光，只育阴以涵其阳，则阴气复而热自退。热之而寒者，是以辛热治寒而寒反甚，此非寒之有余，乃真阳之不足，阳不足则阴有余而为寒，故当取之于阳，如用肾气丸、右归丸饮之类，益火之源以消阴翳，但扶阳以配阴，则阳气复而寒自消。所谓"求其属"，即求其根本的真阴真阳水火之所属也，亦即"治病必求于本"之义。所谓寒之而热与热之而寒者，就是治病未能求其本，也就是未求得病症的内在本质，而只惑于表面的现象，因而不能找出正确的解决方法，所以治疗未能解除病症，甚至得到病症加剧的相反结果。

（三）补分五脏

五脏虚证，古有直接补法和间接补法的说法，《难经》说："损其肺者益其气；损其心者调其营卫；损其脾者调其饮食，适其寒温；损其肝者缓其中；损其肾者益其精。"这是直接正补的治法。因肺主气，故损则益其气；心主血，为营卫之本，故损则调其营卫；脾与饮食劳倦关系最切，故损则调节其饮食及适当其生活上的劳逸与寒温；肝主筋，筋失养则挛急，又主怒，怒则躁急。《素问》说："肝苦急，急食甘以缓之。"故损则缓其中，肾主精，故损则益其精。这只是提示五脏不足的一个大略的补益治法，临证仍应视具体的各种不同情况，而予以不同的相应治法。《难经》说，"虚者补其母"，这是间接的补母生子的补法。原文虽是指针刺治法而言，然后世仍常引用到方药的治法：如肺虚补脾的培土生金法，脾虚补命火的补火生土法，肝虚补肾的滋水生木法，肾虚补肺的补金生水法，心虚补肝的补木生火法等。这是针对脏腑间的相互关系及其具体虚损情况，而采用的另一种相应的补益方法。

五脏补法中，前人特别强调补益脾肾两脏，谓肾为先天之本，是真阴真阳所在；脾为后天之本，为气血生化之源。故补脾补肾为补法中最重要的一环。二者孰更重要？前人曾有争论。一说补脾不如补肾，谓肾者胃之关也，司一身水气消长开阖的关门钥柄，必肾的真阳火旺，才能更好地腐熟水谷，此乃救本的治法。一说补肾不如补脾，谓脾健才能输精于各脏，各脏精气足才能下藏于肾；如果脾失健运，任何补益方药都不能起到作用。二说究以何者为是！程钟龄在《医学心悟》中说："须知脾弱而肾不虚者，则补脾为亟；肾弱而脾不虚者，则补肾为先；若脾肾两虚，则并补之。"这种说法，是比较符合辩证逻辑的。

笔者认为人身各脏器都各具重要性，特别是中医所说的"心"，《内经》称为"五脏六腑之大主"；为"君主之官，神明出焉，……主不明则十二官危"；"其充在血脉"；"经脉流行不止，环周不休"；"经脉者，所以行气血而营阴阳"。由是言之，中医所称之心，不仅是全身气血阴阳营运往复的动力枢纽，又是神智意志的最高指挥主帅。可见心脏在五脏中占极其重要的位置。主神志，如发生昏乱，可以导致五脏六腑和心包的"十二官"均危；主血脉，如现今所称的"冠心病"，亦为目前世界公认的老年人致命的主要疾患。在治法上，过去只注意豁痰化浊、活血祛瘀，现已意识到本病胸闷心痛的病因，痰瘀痹阻只是标，而心阳心阴之虚乃其本，治疗上已注意到标本结合，特别是在缓解期更应注意补益心阴心阳的必要性，而结合应用炙甘草汤、生脉散、人参汤等补益方剂加减以为治疗，从而取得较全面的治效良果。从上述的这些生理病理，都可以说明心脏疾患的补益和治理在全身脏器上的重要性，实不亚于脾肾二脏，甚或且凌驾其上。

（四）补法与食养、神养、体养的关系

上面所谈的补法，主要是应用药物治疗虚证的方法。如平时体虚，或病在缓解期中，或病愈后体尚虚弱需行补益时，还是以食物调养为宜。药物总有偏性，如人参一物，人们常认为是良好的补药，服之不当或过多过久，仍能使人阳气偏亢，而致胀闷烦躁、头目胀晕。食物性质总体较和平，调养较为适宜。《素问》说："病有新久，方有大小，有毒无毒，固宜常制矣；大毒治病，十去其六；常毒治病，十去其七；小毒治病，十去其八；无毒治病，十去其九；谷肉果菜，食养尽之。"《素问》又说："毒药攻邪，五谷为养，五果为助，五畜为益，五菜为充；气味合而服之，以补精益气。"经文所谓毒和大毒、小毒，意指药物总有偏性，偏性有强有弱，主要还是用以攻邪救偏以治病；及至邪衰病后，则如无毒性平之药，亦只宜用至十去其九，其余总宜以谷、肉、果、菜配合调养为宜。

谷肉果菜种类繁多，各类的形色气味都各不同，对于机体各个脏器的亲和补益作用亦略有异，可以依据当地各个时季常用的食养物品和调养经验，选择对个人当时比较需要和适合胃口的食品，灵活适时地给予恰当食养。现据《灵枢》所举各类代表性食品，依其色味性用与五脏归属关系，列表于下，供参考。

五脏	五色	五味	五谷	五畜	五果	五菜
脾	黄	甘	秔米（粳米）	牛	枣	葵
肺	白	辛	黄黍（小米）	鸡	桃	葱
心	赤	苦	麦	羊	杏	薤（小蒜）
肝	青	酸	麻（芝麻）	犬	李	韭
肾	黑	咸	大豆（黄卷）	猪	栗	藿（豆叶）

　　调养食物与时令气候，亦有一定的顺逆相应关系。《灵枢》说："春夏先治其标，后治其本；秋冬先治其本，后治其标。"《素问》说："春夏养阳，秋冬养阴，以从其根。"《素问》又说："养之和之，静以待时。"《内经》大意以春夏阳盛，气应于外，宜以防外治标为先；秋冬阴盛，气应于内，宜以养内固本为要。结合民间习惯，服食滋补食物，杀鸡宰羊，喜欢选择在"立冬"这个寒冬到来的节令；驱邪逐疫、喷洒雄黄酒，喜欢选择在"端午"这个暑夏开端的节令，这与古代的"养和待时，治本从根"之道，是有一定的原因的。

　　强壮身体，不能单靠补益药物和营养食物，人的精神因素和体育锻炼，对于战胜疾病和增强体质都很重要。对于慢性虚证疾病的患者，尤应自具坚强的乐观精神，不消极，不害怕，怕则体内抗病的正气已先自怯弱无力，药力亦无所凭借以发挥作用，《素问》的"勇者气行则已，怯者则着而为病"，说的就是精神因素与战胜疾病的重要关系。另一方面患者亦应视自己的身体条件，进行适当的体力活动锻炼，这对疾病的治愈进程和恢复健康也很重要。我们看到有些慢性虚证病人，因思虑较多，虽有充足的疗养条件和休息时间，结果预后并不一定佳良；反之，一些乡村劳动人民，患着同样的疾病，但思想单纯，较少思虑，只服一些普通中草药物，有的还要参加一些农业等劳动，结果预后反比前者为好。《灵枢》说："人之血气精神者，所以奉生而周于性命者也。……是故血和则经脉流行，营覆阴阳，筋骨劲强，关节清利矣；卫气和则分肉解利，皮肤调柔，腠理致密矣；意志和则精神专直，魂魄不散，悔怒不起，五脏不受邪矣。"程钟龄《医学心悟》说："药既补矣，更加摄养有方，斯为善道。谚有之曰，药补不如食补，我则曰，食补不如精补，精补不如神补。节饮食，惜精神，用药得宜，病有不痊焉寡矣。"以上这些引述，都可以说明补法与食养、神养和体养的重要关系。

五、注意事项

（1）补法适用于虚证，实证自属戒忌。但证有真实假虚的伪虚证，应特别注意，如误用补法、必发生不良后果，故古人有"大实有羸状，误补益疾"之戒。

（2）补法有补阴、补阳、补气、补血之分，一般地说，补气补阳的方药，大都性味较为温热辛燥，阴虚火旺患者，自应戒用；补血补阴的方药，大都较为寒凉滋滞，阳虚阴盛的患者，自属忌用。

（3）大抵虚证较能受热，实证较能受寒，所以一般攻泻方剂多带凉性，补益方剂多带温性。古人以凉具秋杀之性，而温有春生之德，这是指一般情况的相对而言，具体应用仍应视各人的素禀及病性如何而异其施用。如热盛而气虚的病症，自应以清补凉补为宜。不过清凉补法，只宜暂用于火热尚盛之时，热去即止，不宜久用。

（4）补法虽有阴阳气血和五脏之分，但从治法的根本上说，仍应从整体观念出发。补法并不是局部的对症的暂时的疗法，也不是消极的支持疗法，而是具有积极的扶正以祛邪和治疗与预防的根本的固本的疗法。

（5）补法的制方。不是只把同一类有补益作用的药品凑合在一起，而应视病症和体质的具体情况，适当配伍消导或其他性效的药品，使全方起到更好的相互制约和协同调和的效用。程钟龄在《医学心悟》中说："天地之理，有阖必有开；用药之机，有补必有泻。如补中（益气）汤，用参芪必用陈皮以开之；六味（地黄）汤用熟地即用泽泻以导之。"再看张仲景治虚劳诸不足的薯蓣丸方中，既用八珍又配柴曲杏防；李东垣治脾胃虚弱的升阳益胃汤方中，既用六君，又伍羌防连泽，这都是善于应用开阖补泻的组方良例。已故名老中医岳美中曾说："东垣用药，多而不杂，药虽多而不乱，如升阳益胃汤，动静结合，……初看似乱，实则配伍精当。"

在写完此补法之后，特别指出：补者人之所好也，但补以治虚，证本无虚，就不宜补；人本健康，亦不宜补；勿谓补以扶正，正愈扶愈旺，何嫌之有。要知凡药之性，必有所偏，偏则有益于此，必损于彼，非同五谷中和，可以日常进食比也。对于某种虚证，使用有针对性的相应补药，是必要的；如谓补药可以使人健康长寿，则误矣。试看历代帝王和富贵之家，恣服补药祈求长寿，结果适得其反，真正健康长寿者，多是那些不服补药的劳动人民。

泉州张氏中医内科学术流派传承谱系

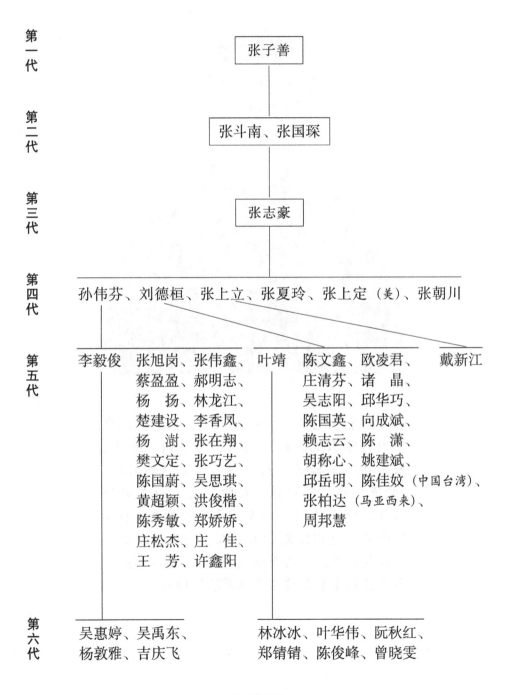

第一代	张子善
第二代	张斗南、张国琛
第三代	张志豪

第四代 孙伟芬、刘德桓、张上立、张夏玲、张上定（美）、张朝川

第五代

李毅俊　张旭岗、张伟鑫　叶靖　陈文鑫、欧凌君　戴新江
　　　　蔡盈盈、郝明志、　　　庄清芬、诸　晶、
　　　　杨　扬、林龙江、　　　吴志阳、邱华巧、
　　　　楚建设、李香凤、　　　陈国英、向成斌、
　　　　杨　澍、张在翔、　　　赖志云、陈　潇、
　　　　樊文定、张巧艺、　　　胡称心、姚建斌、
　　　　陈国蔚、吴思琪、　　　邱岳明、陈佳奴（中国台湾）、
　　　　黄超颖、洪俊楷、　　　张柏达（马亚西来）、
　　　　陈秀敏、郑娇娇、　　　周邦慧
　　　　庄松杰、庄　佳、
　　　　王　芳、许鑫阳

第六代

吴惠婷、吴禹东、　　林冰冰、叶华伟、阮秋红、
杨敦雅、吉庆飞　　　郑锖锖、陈俊峰、曾晓雯

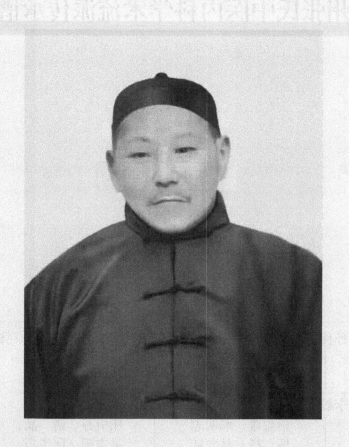

　　张子善先生（1856—1920），泉州张氏中医内科学术流派的创始人，为泉州名中医，长期在惠安行医。幼读《内经》《伤寒论》《金匮要略》等著作，勤学有成，22岁开设"源记药店"行医。遇贫困者不收诊金，1896年崇武时疫猖獗死亡数百人，先生与涂少房等人创设公医局为患者免费治疗，活人甚多，惠安县知事令褒奖"春满莲城"牌匾。

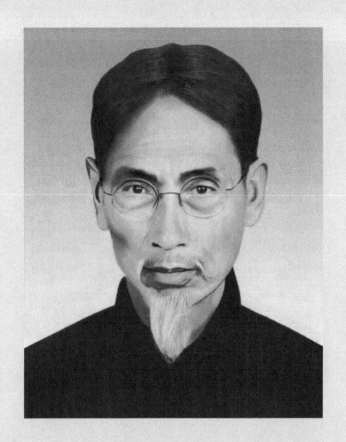

　　张幹枢先生（1882—1958），字斗南，为泉州张氏中医内科学术流派第二代传人。幼随二叔张子善精习中医，志存高远，医学造诣颇深，从其《自咏》"拟邀仲统谈同志，敢比韩康有识名"，可识见其医道之高明。在家乡崇武家族开设的"源记药店"开诊售药，遇贫困患者则送医送药，救人无数，以"斗南"名闻八乡。

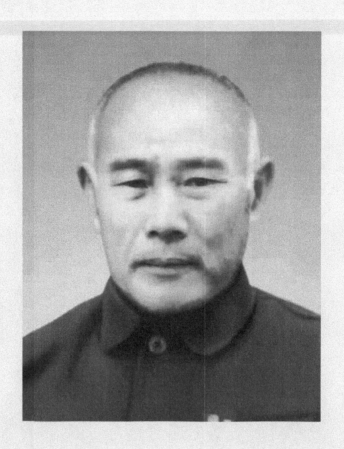

　　张国琛先生（1903—1968），又名干谷，泉州张氏中医内科学术流派第二代传人。21岁在崇武经营祖传的"源记药店"作坐堂医生，30岁在厦门开设"国琛药房"，远近各地前来求医者众多。曾获厦门市政府褒奖，参加厦门市中医学会并当选为理事。行医既重视经方，又不拘泥古法，能遵中参西，运用时方，对温热危症及诸种疑难杂病尤为见长，医学造诣颇深。

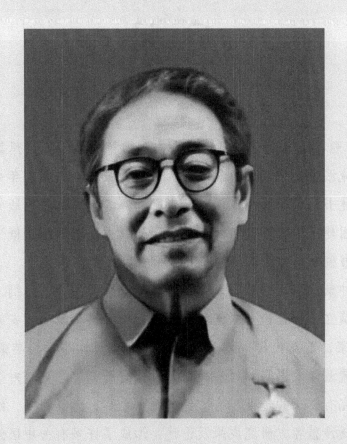

张志豪先生（1912—2004），幼承家学，精研经典，兼容百家，学贯中西。擅长内科、妇科各种疑难杂症，医德高尚，医风淳朴，治学严谨，待人至诚，深受医界同仁和广大人民群众的钦敬，是泉州地区当代名医专家，在闽南地区及东南亚一带享有盛誉，既是泉州张氏中医内科学术流派的第三代传人，又是张氏中医内科流派理论的奠基人。

后 记

  《中医治则与治法》是"泉州张氏中医内科学术流派思想集萃"的其中一本，是本流派主要学术思想和理论的奠基人张志豪先生晚年关于中医治则与治法的论述书稿编辑而成，同时参考孙伟芬等整理的已出版的《张志豪论医集》及黄祖建出资自行刊印的内部小册子《中医治则治法概论》中的内容进行校勘，书稿资料由张志豪的子女张上立、张夏玲等提供。

  医圣张仲景一本《伤寒杂病论》概括了中医的四诊、八纲、八法，理法方药齐备，确立了辨证论治原则。泉州张氏中医内科源于惠安崇武"源记药店"中医世家，前几代传人均幼承家学，潜心研读中医经典著作及各家学说，尤其是流派学术思想和理论的奠基人张志豪先生，更是对《内经》《伤寒论》的研究有较深的造诣，有"经方派"之称，尤其晚年，结合自己的临床实践，广泛涉猎各方研究成果及论述，形成了许多有关中医治则与治法的研究文稿。可以说，本书乃张志豪先生毕生致力于治则与治法研究的成果，也是泉州张氏中医内科的学术特色之一。

  张志豪先生于20世纪50年代末期即开始担任医院的临床科研及教学工作，其学术造诣深厚，为人谦和，深受学生及同行的爱戴，数十年来培养了一批又一批中医学子。其主要传承人孙伟芬，于1985年9月由福建中医学院开具继承张志豪学术思想为由，分配往泉州市中医院，得到张志豪亲自传授临床经验，较完整地继承了张氏中医内科的学术思想，尤其在肿瘤的治疗上倡导"扶正祛邪""护阳为要"的思想，继承发展了张氏中医内科的学术精髓。全国名老中医药专家刘德桓教授，早期师从张志豪先生，在继承张氏中医内科学术思想的基础上，经过长期临床实践和理论研究，总结出"化瘀浊益肝肾"的思想，用以指导临床、教学和科研工作，在医界取得了一定的声誉。孙伟芬传承人李毅俊、张旭岗、蔡盈盈，刘德桓传承人叶靖、陈文鑫、诸晶、欧凌君等，均是中医后起之秀，在各自领域有所建树，本书的出版得益于各位传承人的共同努力，相信其面世之后将促使泉州张氏中医内科流派的学术思想得以进一步传承创新与发展。

编　者

2023 年 8 月